DR. Thiago Brigagão Alcântara

CRM/SP 156.421
RQE - SBMEE 91.757

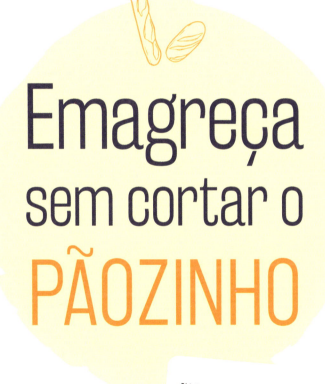

Emagreça sem cortar o PÃOZINHO

CB015454

Todos os direitos reservados
Copyright © 2021 by Editora Pandorga

Direção Editorial
Silvia Vasconcelos
Produção Editorial
Equipe Editora Pandorga
Revisão
Henrique Tadeu Malfará de Souza
Preparação
Henrique Tadeu Malfará de Souza
Diagramação
Vanúcia Santos
Capa
Vanúcia Santos

Texto de acordo com as normas do Novo Acordo Ortográfico da Língua Portuguesa
(Decreto Legislativo n° 54, de 1995)

DADOS INTERNACIONAIS DE CATALOGAÇÃO NA PUBLICAÇÃO (CIP) DE ACORDO COM ISBD
Elaborado por Vagner Rodolfo da Silva - CRB-8/9410

A347e   Alcântara, Dr. Thiago Brigagão

         Emagreça sem cortar o pãozinho / Dr. Thiago Brigagão Alcântara. - Cotia : Vital Editora, 2021.
         176 p. : il. ; 16cm x 23cm.

         Inclui bibliografia e índice.
         ISBN: 978-65-87140-44-5

         1. Medicina. 2. Saúde. 3. Dieta. 4. Emagrecimento. I. Título.

2021-2648   CDD 610
                                         CDU 61

Índices para catálogo sistemático:

1. Medicina : Saúde 610
2. Medicina : Saúde 61

2021
IMPRESSO NO BRASIL
PRINTED IN BRAZIL
DIREITOS CEDIDOS PARA ESTA EDIÇÃO À
EDITORA PANDORGA
RODOVIA RAPOSO TAVARES, KM 22
GRANJA VIANA – COTIA – SP
Tel. (11) 4612-6404
www.editorapandorga.com.br

Sumário

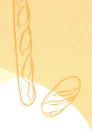

Dedicatória 5
Introdução 9

1. Emagrecendo sem cortar o pãozinho 11
2. Glúten, doença celíaca e autoimunes 25
3. História da obesidade 35
4. Por que cresce 41
5. Obesidade nos dias de hoje 53
6. Obesidade e saúde mental: impactos na esfera emocional 69
7. Mitos e verdades: quebrando as promessas das dietas milagrosas 79
8. Entendendo macro e micronutrientes 97
9. Impostores/sabotadores da sua dieta 117
10. Seja consciente e não inconsequente 123

11. Importância da atividade física..............................**137**
12. Importância do sono **147**
13. Importância da sua orquestra hormonal **155**
14. Ingredientes para uma saúde de ferro
    para toda a vida..**165**

Recado do autor **171**
Referências bibliográficas **173**

Dedicatória

À minha esposa Thalícia, que passou dias e dias ao meu lado me incentivando a realizar este sonho. A minha família (Elias, Giedre e Paula), que sempre foi meu porto seguro ao longo de toda a minha caminhada. Aos mestres Dr. Italo Rachid, Dr. Hamilton Junqueira, Dr. Glaycon Michels, Dr. Lair Ribeiro, Dr. Paulo Ribeiro (grande incentivador e autor do prefácio desta obra), que compartilharam todo o seu conhecimento fazendo com que eu abrisse os olhos para um novo modelo de Medicina, a verdadeira Medicina Preventiva. E, claro, a você, querido leitor. Espero que este livro consiga impactar de maneira muito positiva a sua vida, afinal, como já dizia Albert Einstein, uma mente que se abre a uma nova ideia nunca mais retorna ao seu tamanho original.

"Conhece-te a ti mesmo!"

Todos nós, filhos do planetinha azul, a Terra, vivemos recentemente experiência de nos isolarmos em nossos lares e sermos levados a nos observar de forma mais intensiva. Fomos lançados em um grande "tubo de ensaio", no qual nossas relações pessoais internas e externas foram explicitadas. Verdades vieram à tona, algumas prazerosas, outras, nem tanto...

O aforismo do grego antigo "Conhece-te a ti mesmo!", inscrito no pátio do Templo do deus Apolo, em Delfos, na Grécia, ganhou novas nuances na atualidade. A frase provavelmente era um proverbio de sabedoria popular da época e foi amplamente empregada pelo filósofo Platão através do personagem Sócrates, para motivar os diálogos com seus interlocutores ("Diálogos de Platão").

Essa frase de introspecção significa que devemos fazer uma observação da nossa vida interior. É uma sugestão do sábio Sócrates para que façamos um exame dos nossos próprios pensamentos e sentimentos, para percebermos o quão ignorante somos, o quão ainda temos o que aprender.

Após longa "gestação", embasada na introspecção e na observação das experiências vividas em seus estudos, na relação com seus pacientes e consigo mesmo, Thiago escreveu este livro, que é muito mais do que uma forma de buscar emagrecimento sem cortar os prazeres do "pãozinho"... O Thiago nos ofereceu algo que foi bastante além de um método novo para dietas alimentares; este livro se constitui num guia, num manual bastante prático, didático, que visa promover no seu leitor um autoconhecimento, um "conhece-te a ti mesmo", que nele promova reflexão e reformulação ampla de seu estilo de vida.

Thiago, já no título de sua obra inaugural, habilmente aponta para os prazeres do "pãozinho"... Já dizia o velho Freud, no seu célebre artigo "Dois Princípios do Funcionamento Mental", que o ser humano é regido por duas forças motivadoras principais: prazer e realidade. Sucintamente, o que ele nos apresentou foi que, desde o início da nossa existência, mesmo ainda bebês, recém-nascidos, somos essencialmente guiados pelo nosso prazer; se uma experiência qualquer nos dá prazer, nós continuamos a fazê-la; no entanto, se ela passa a nos dar desprazer ou dor, nós - inconscientemente - tomamos alguma ação no sentido contrário a ela, procurando a sensação prazerosa.

Essas forças motrizes inconscientes funcionam como uma espécie de guia para a mente primitiva que ainda não sabe pensar. Com o tempo e com as experiências de vida exitosas, o nosso ego vai se fortalecendo suficientemente para conseguir conceber que há certos desprazeres momentâneos, frustrações, os quais a médio prazo conduzem a situações de prazer mais consistentes e duráveis. Nomeamos essas frustrações construtivas de aprendizagens de vida.

Tais aprendizagens, valiosas, vão sendo desenvolvidas ao longo de nossa evolução psicossomática, do nosso crescimento. Desde cedo, mesmos quando ainda estamos dentro do útero de nossas mães, já estamos de certa forma "aprendendo", pois percebemos ritmos fisiológicos e psicológicos do corpo materno: seu pulsar sanguíneo, seus movimentos intestinais, seus humores etc., informações que são compartilhadas conosco desde muito cedo. Mas não nos lembramos de nada disso. Então, o que fica?

Ficam registros de ritmos, de cadências e compassos, que permanecem inscritos em nossa experiência primordial. Isso ocorre não apenas na vida intrauterina, mas ao longo de toda a infância. Mas você indagará: qual a importância disso? Qual a relevância de tais fatos da vida humana frente ao livro que o Thiago escreveu? Penso que um ponto, pelo menos, é fundamental: hábitos. Hábitos de vida. Estilo de vida.

Neste livro somos levados a nos observar, a refletir atentamente sobre nossos hábitos de vida; e não só os alimentares. Somos guiados, livremente e de forma bem humorada, a pensarmos e a repensarmos nossos comportamentos mais cotidianos. A começar pelo "pãozinho nosso de cada dia"... Descobrimos, assim, que temos várias atitudes corriqueiras que, muitas vezes, ocorrem de forma inconsciente e que vão se constituindo ao longo de nossa vida como se fossem uma "coleção" de maus hábitos.

Pelo termo "maus hábitos" não estou enfatizando comportamentos que, porventura, sejam moralmente reprováveis, não se trata de uma dimensão ética/antiética. Penso que o que o Thiago nos oferece nesta obra é muito mais uma oportunidade para enfatizarmos os comportamentos que nos são saudáveis, ou bons hábitos de vida.

Colecionar bons hábitos talvez seja uma bela forma de honrar o aforismo grego do "Conhece-te a ti mesmo!". Através de hábitos saudáveis vamos construindo um futuro melhor. Conhecer História, seja a da Grécia antiga, com os ensinamentos de Platão ou Sócrates, seja a nossa história antiga, nossa vida primordial, quando éramos como "peixes" nadando em líquido amniótico ou quando não havíamos adquirido ainda nem mesmo a linguagem verbal, serve principalmente para aprendermos com a experiência e evoluirmos para usarmos esses conhecimentos no nosso futuro. Aprender história é mirar o Futuro, e não o Passado.

Essas aprendizagens promovidas pela reflexão do autoconhecimento se constituem em novos hábitos, úteis e saudáveis, capazes de aprimorar nossa qualidade de vida e longevidade. Hábitos dessa natureza vão se constituindo em núcleos capazes de atrair novos bons comportamentos ao longo de nossas vidas; não apenas para o nosso corpo, mas também para as nossas mentes e nossas relações interpessoais e humanas.

Mas isso é fácil? Seria hipocrisia dizer que sim, mas também não penso que seja tão difícil assim. Tudo na vida que vale a pena ser vivido é trabalhoso, e se nos dermos ao trabalho, cresceremos. Existe um aforisma muito citado na época da ditadura militar brasileira que dizia que o "preço da liberdade é a eterna vigilância". Foi um democrata, e não um ditador, quem criou essa frase, Thomas Jefferson, presidente norte-americano e principal autor da Declaração de Independência dos Estados Unidos.

Portanto, se excluirmos o vértice moralista-persecutório do aforisma e formos capazes de tolerar um pouco de frustração em nosso cotidiano (o "princípio do prazer" do Freud), alcançaremos a Liberdade oriunda dos bons hábitos, frutos da capacidade de disciplina de auto-observação e reflexão.

A leitura do livro do Thiago pode nos ajudar nesta valiosa vigilância. Boa leitura e boas evoluções!

Paulo de Moraes Mendonça Ribeiro
MÉDICO E PSICANALISTA

Introdução

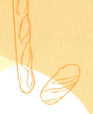

"Tudo na vida é uma questão de equilíbrio". Acredito que você já tenha ao menos ouvido essa frase em algum momento, não é mesmo? Mas será que ela refletiu o real significado de "equilíbrio"? E qual é o espaço que esse equilíbrio deve ocupar na sua vida?

Há poder no equilíbrio. O universo ao nosso redor é regido por essa força antagônica, que mantém as coisas no lugar. A cultura chinesa, há milênios, nos ensina o *yin* e o *yang*, conceitos taoístas que simbolizam duas forças opostas e complementares: *yin*, noite; *yang*, dia.

Sim, dia e noite equilibram-se cada qual em um período de 12 horas. E é graças a esses ciclos que tudo na Terra é balanceado. Equalizados, permitem que os sistemas vivos mantenham seu funcionamento. Só assim as plantas nascem, as marés vêm e vão, o mundo se renova. Dia após dia. Nós, seres humanos, vivemos. E, entre dormir e acordar, nosso organismo se recompõe. Nossas funções são restauradas. Tudo flui.

O que acontece quando o equilíbrio é impactado? Quando desbalanceado, a força pode pender para um lado. Como em uma balança de pesagem, o que antes estava nivelado passa a sair do prumo. É assim com nossas vidas. Quando perdemos o senso de equilíbrio, saímos do prumo.

Já percebeu isso? Um dos espaços da sua vida que podem exemplificar isso muito bem é o da alimentação. Quem, assim como eu, já não se propôs a começar uma dieta e, depois de alguns dias, desistiu? Eu já vivi isso, e foi apenas quando aprendi que o equilíbrio era a peça-chave que consegui alcançar uma alimentação que fosse fonte de vida e não de doença.

Costumo convidar meus pacientes a refletirem sobre seus hábitos alimentares com a seguinte pergunta:

"Será que você está alimentando doenças ou prevenindo-as?"

E você? O que poderia dizer?

Este livro nasce exatamente do anseio de ensinar a você como encontrar essa resposta e colocar o equilíbrio no lugar que ele merece ocupar em sua vida: o centro dela.

Espero que *Emagreça sem cortar o pãozinho* seja o seu ponto de partida para encontrar ferramentas para equacionar os alimentos e desfrutar do melhor que há em cada um deles, de maneira a trazer mais vida para a sua vida.

E VIDA COM QUALIDADE.

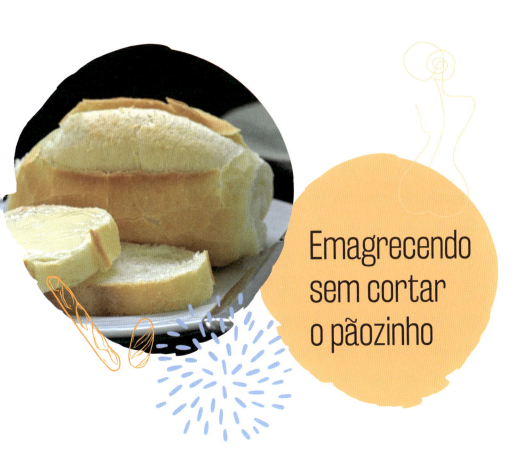

Emagrecendo sem cortar o pãozinho

Emagreça sem cortar o pãozinho veio de diálogos constantes em meu consultório, onde já se realizaram quase dez mil atendimentos.

As redes sociais e a avalanche de informações do nosso mundo digital e globalizado nos colocaram à prova diante de diversas estratégias alimentares e dietas milagrosas, como falaremos mais à frente.

Neste livro, buscarei de forma incessante trazer conhecimentos para que você possa compreender e agir de forma ativa, já que é superpossível ter uma alimentação saudável, inclusive conseguir emagrecer, se esse for seu objetivo, mesmo sem cortar o seu pãozinho.

O pãozinho hoje é considerado um vilão da obesidade, mas a culpa não é dele. Com o aumento exponencial do número de obesos, procurou-se por um vilão para a obesidade e acabou-se por crucificar o indefeso pãozinho. Mas não contaram a você que 300 mL de suco de laranja natural têm quase o dobro de carboidratos de um pãozinho francês sem miolo. O conhecimento sobre a qualidade da sua alimentação libertará você das garras de muitas "pegadinhas" da indústria alimentícia.

Então, vamos começar desmistificando o pão francês, que não tem culpa de nada. Essa crença se originou na década de 1970, com uma dieta da moda. A dieta pregava que os carboidratos eram os principais responsáveis pelas cifras alarmantes de obesidade no mundo. E, como uma boa mentira é aquela que é dita com meias-verdades, essa ideia pegou, e até hoje a generalização de que o carboidrato é causador da obesidade ficou a ponto de criarmos uma "nova doença" em nossos consultórios: **a carbofobia – e seus doentes, os carbofóbicos!**

Na verdade o carboidrato é um componente fundamental da nossa alimentação e não deve ser visto como vilão. O problema é que, quando consumimos algo em excesso, é normal o organismo entrar em desequilíbrio. É muito importante que uma alimentação balanceada faça parte da sua rotina.

No contexto de obesidade e carboidratos, onde está o erro? O consumo de carboidratos não engorda; o que engorda é o **excesso** de carboidratos. E pode ficar tranquilo, que consumir um simples pãozinho francês por dia **provavelmente** não resultará nesse excesso.

Na verdade, o pão francês (50 g) tem 150 calorias e **28,5 gramas de carboidratos.** Se retirarmos o miolo, eliminaremos 55 calorias e em torno de 10 gramas de carboidratos.

A receita do pão francês tradicional (50 g) contém:

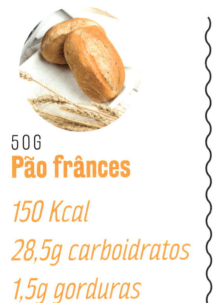

50G
Pão frânces

150 Kcal
28,5g carboidratos
1,5g gorduras
4g proteínas

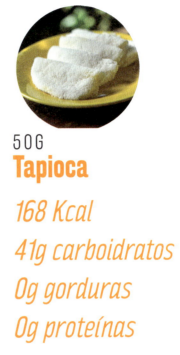

50G
Tapioca

168 Kcal
41g carboidratos
0g gorduras
0g proteínas

Então, você entra naquela dieta da moda, que diz para trocar o pãozinho pela tapioca, porém não conta que os mesmos 50 gramas de tapioca têm 168 calorias e impressionantes 41 gramas de carboidratos, quase o dobro de um pãozinho francês sem miolo. Você faz essa troca e não entende por que não consegue emagrecer, não é mesmo?

50 GRAMAS DE **PÃO FRANCÊS**
150 calorias e 28,5 gramas de carboidratos

50 GRAMAS DE **TAPIOCA**
168 calorias e 41 gramas de carboidratos

Claro que, como todo alimento, o pão pode se tornar deletério quando consumido de maneira abusiva, com muita manteiga, presunto e outros aditivos que são companhias perigosas.

O segredo está no equilíbrio. Nenhum alimento precisa ser eliminado de sua dieta, a não ser que você tenha alguma intolerância, alergia ou restrição severa – como veremos no Capítulo 2, sobre doenças autoimunes e glúten.

A única ressalva quanto ao pãozinho é a questão que envolve toda a indústria alimentícia: os alimentos são superprocessados, contêm menos nutrientes e maior índice glicêmico e carga glicêmica, aditivos químicos etc. Isso também acontece com o pão francês, que a cada dia é produzido em maior larga escala, embalado por grandes indústrias e distribuído para as panificadoras. Diferentemente do passado, quando cada padaria fazia o seu, com os seus próprios ingredientes, mantendo a mesma receita: trigo, água, sal e fermento natural.

É preciso entender o que são os alimentos, como funcionam, o que eles fazem dentro do nosso corpo. Só assim conseguiremos atingir o nosso objetivo: mudar a relação com a comida.

Alimentar-se de forma saudável é saber combinar os alimentos de forma que ofereçam ao nosso corpo os nutrientes necessários para o seu bom funcionamento, proporcionando-nos uma saúde equilibrada e uma boa qualidade de vida.

Isso não quer dizer que precisamos consumir apenas saladas e evitar gorduras. Nosso corpo precisa de nutrientes, vitaminas, proteínas, gorduras, carboidratos, fibras, entre outros.

Desconstruindo conceitos prévios

Infelizmente, durante toda a graduação de Medicina, foca-se muito mais no conceito de Medicina Curativa do que no conceito de Medicina Preventiva. Não à toa, durante todos os seis anos de faculdade, são pouquíssimas as aulas ministradas sobre alimentação e estilo de vida, ao passo que são incontáveis as aulas de Farmacologia e tratamentos de doenças.

É como se um mecânico se especializasse apenas em trocar motores fundidos e não ligasse para a manutenção preventiva – troca periódica de óleo, filtros, pastilhas...

Como falamos anteriormente, o grande culpado pela obesidade não é o indefeso pãozinho, e sim o excesso de carboidratos. Muito se deve a conceitos antigos e que permanecem, inclusive, em algumas instituições de ensino: um deles é a famosa pirâmide alimentar.

Veja esta imagem:

PIRÂMIDE
Alimentar

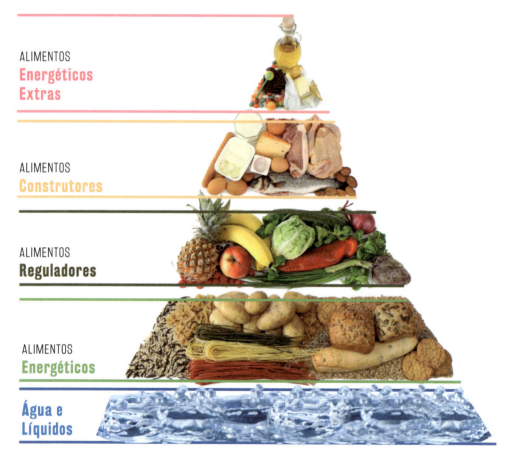

Segundo a pirâmide acima, deveríamos ter como base alimentar o consumo de carboidratos. Sem dúvida esse conceito está totalmente ultrapassado – até porque, antes de tudo, é preciso haver uma abordagem individualizada.

A SEGUIR, UM novo conceito:

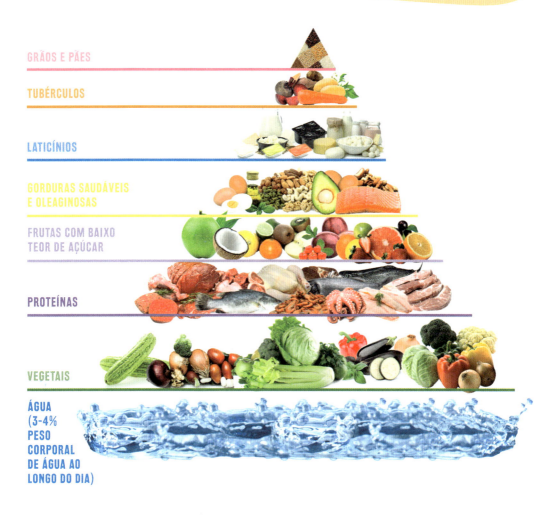

Este novo conceito, sim, deveria ser difundido, ONDE APRESENTAMOS ALIMENTOS "DE VERDADE", COM A BASE ALIMENTAR FORMADA POR VEGETAIS, SEGUIDOS DE FONTES DE PROTEÍNAS, FRUTAS DE BAIXA CARGA GLICÊMICA, GORDURAS BOAS, DERIVADOS DE LEITE, LEGUMES (NESTE CASO, ENTENDA TUBÉRCULOS) E SÓ ENTÃO OS GRÃOS. PERCEBA QUE OS PÃES (GRÃOS) ESTÃO PRESENTES NA PIRÂMIDE, PORÉM NO TOPO, SENDO INDICADO O CONSUMO CONTROLADO, MAS NÃO BANIDO, MUITO MENOS EXAGERADO.

Outro ponto importante para observarmos, QUANDO VAMOS AO MERCADO, É O DAQUELAS **LETRINHAS MIÚDAS DOS RÓTULOS.** É ALI QUE MORA O PERIGO.

Para facilitar, por determinação da Agência Nacional de Vigilância Sanitária (Anvisa), a lista de ingredientes de qualquer alimento é elaborada em ordem decrescente, ou seja, o primeiro ingrediente é o que tem em maior quantidade no produto, e o último, o de menor quantidade.

Todo produto precisa conter no rótulo as suas informações nutricionais, como valor energético, porção, medida caseira e quantidade por porção de carboidratos, proteínas, gorduras, fibras e sódio.

Então, vamos entender isso:

O que é %VD?

Significa percentual de valores diários. É a média de consumo calórico. No Brasil, isso significa 2 mil calorias/dia.

O que é uma porção?

É a quantidade média do alimento considerando o hábito do brasileiro. Por exemplo: 2 fatias de pão de forma ou 50 gramas.

O que é medida caseira?

É a medida normalmente utilizada pelo consumidor para medir os alimentos em casa: fatias, unidades, potes, xícaras, copos, colheres de sopa.

O que é valor energético?

É a energia produzida pelo nosso corpo a partir dos carboidratos, das proteínas e gorduras totais presentes em uma determinada porção de alimento.

Como medir o sódio?

Produtos industrializados, como salgadinhos de pacote, molhos prontos e embutidos, têm grandes quantidades de sódio, que é o sal de cozinha. O valor máximo diário é de 5 gramas de sal.

Onde estão os carboidratos?

Os carboidratos, fundamentais para a nossa saúde, estão presentes em pães, massas, farinhas, frutas, refrigerantes, sucos de caixinha e cerveja.

E as proteínas?

As proteínas são importantes na construção e reconstrução de nossas células e tecidos. Podem também desempenhar função hormonal e de defesa. Estão presentes no leite e seus derivados, ovos, carnes, grão-de-bico, lentilha, feijão e peixes.

O que é fibra alimentar?

São alimentos de difícil digestão, que ajudam no controle das taxas de glicemia e de colesterol, melhoram a função intestinal e aumentam a nossa saciedade. Eles estão em vários tipos de alimentos de origem vegetal, como frutas, hortaliças, feijões e cereais integrais. A ingestão diária de 25 gramas de fibras já traz benefícios à nossa saúde.

Quais as diferenças entre gorduras totais, saturadas e trans?

As totais são excelentes fontes de energia e ainda ajudam na absorção das vitaminas A, D, E e K. Procure valores inferiores a 10 gramas a cada 100 gramas do produto.

As saturadas estão em alimentos de origem animal, como carne, pele de frango, queijos, toucinho, leite integral, manteiga, e devem ser evitadas em excesso porque em grandes quantidades podem trazer riscos à saúde.

E as trans são as mais perigosas. Estão presentes em grande quantidade em alimentos industrializados, como as margarinas, os cremes vegetais, biscoitos, sorvetes, salgadinhos, produtos de panificação, alimentos fritos e lanches salgados. A Anvisa recomenda que não se consumam mais do que 2 gramas desse componente por dia, porque nosso corpo não precisa desse tipo de gordura e em grandes quantidades pode aumentar o risco de doenças do coração.

Atualmente, os apelos da mídia e das redes sociais vêm causando um verdadeiro rebuliço na nossa alimentação. Tem sempre a dieta revolucionária testada pela Nasa, o chá milagroso que seca a barriga em três dias (e ainda traz de volta a pessoa amada), um velho ingrediente que é o novo vilão e outro que se torna o herói da vez por suas propriedades mágicas.

Como se isso não bastasse, para a maioria das pessoas, logo vem à cabeça a ideia de que alimentos saudáveis pesam no bolso, principalmente quando se trata de produtos *light*, integrais e orgânicos. Por ganharem *status* de "bons para a saúde", alimentos que antes eram mais baratos disparam no preço.

O que estou dizendo neste livro é que alimentar-se bem não significa gastar muito. Pelo contrário! A oferta de produtos para esse estilo de vida é muito grande, e mesmo para quem tem uma vida corrida existem alternativas práticas e principalmente naturais, que auxiliam na formação de um hábito de alimentação saudável.

Comer bem nada mais é do que ter uma dieta equilibrada, variada e colorida com alimentos de verdade. Reveja o novo modelo de pirâmide alimentar que estamos sugerindo e você perceberá que ter uma alimentação saudável na verdade é muito mais barato do que ficar desperdiçando dinheiro no corredor do supermercado dos pacotinhos *fit*. Na hora de escolher a proteína, não fique somente na carne vermelha e no frango. Peixes como a sardinha são mais em conta e muito ricos em ômega-3, que faz bem ao coração. O segredo é moderar nas quantidades e nos complementos para garantir a quantidade de nutrientes necessários para o seu dia. E, claro, saber ir às compras! Se possível, prefira frutas, verduras e legumes da estação, pois são mais baratos e saborosos, vá às feiras livres, valorize os produtores locais, economize e seja saudável ao mesmo tempo.

Invista seu dinheiro em alimentos e produtos que realmente tragam benefício à sua saúde.
Lembre-se, toda vez que você coloca alguma coisa dentro da sua boca, pode estar se alimentando ou prevenindo doenças. E invista seu tempo na preparação, na composição, sente-se à mesa, coma devagar e com calma, prestando atenção ao que está fazendo, e não no celular, na televisão, ou no papo do amigo. Você vai ver que é possível **emagrecer sem cortar o pãozinho.**

SIGA: 5 dicas PARA EMAGRECER SEM CORTAR O CARBOIDRATO:

1 SEJA MODERADO: Você não precisa parar de comer o pão que tanto gosta, é só ser moderado e não se empanturrar. Quando comer o pão, procure neste dia restringir/evitar tubérculos e frutas doces. Cuidado com qualquer alimento que você precise desembrulhar. Com essas simples escolhas, você assumirá o controle da sua vida e sua saúde agradecerá.

2 MASTIGUE DEVAGAR: Leve no mínimo 20 minutos para comer, seja um lanche, seja uma refeição completa. Esse é o tempo de que seu cérebro precisa para ser avisado de que está na hora de parar de comer.

3 ATENÇÃO PLENA: Olhe o que você está comendo; a quantidade, o sabor, a textura.

Cuidado! Não entre naquele modo automático em que come sem nem saber o que está na boca. Pratique o *mindfulness eating*.

4 OTIMIZE O GERENCIAMENTO DO SEU ESTRESSE: O estresse é o inimigo do emagrecimento; quem vive estressado não consegue emagrecer, não presta atenção a nada. O estresse provoca alterações na liberação de um hormônio chamado cortisol, que por sua vez provoca alterações no sono, aumento na compulsão por doces e carboidratos com alta densidade calórica, além de baixar a imunidade, alterar a pressão arterial, piorar a glicemia, entre outras complicações.

5 PRATIQUE ATIVIDADES FÍSICAS: O corpo humano não foi feito para ficar parado. Não é à toa que acamados têm todo o sistema musculoesquelético atrofiado, além de todo o aumento de gordura visceral. Portanto, os benefícios vão muito além de manter ou perder peso. Dentre as vantagens para a saúde estão a redução do risco de hipertensão, doenças cardíacas, acidente vascular cerebral, diabetes, câncer de mama e de cólon, depressão e quedas em geral. Além disso, a atividade física fortalece ossos e músculos, reduz a ansiedade e o estresse, melhora a disposição e estimula o convívio social. Escolha uma atividade em que se sinta bem, caminhadas, pilates, dança, musculação, ciclismo, tênis, lutas... a regra é se mexer.

> Diversos estudos recentes apontam que, entre vários outros benefícios para a saúde, sessões de exercícios moderados e de curta duração (por exemplo, 30 minutos) já são capazes de proporcionar um aumento consistente na força e na resistência muscular. Mas é necessário comprometimento e persistência para absorver todos os benefícios de eliminar o sedentarismo da sua vida. A atividade física é um dos mais poderosos medicamentos para a melhora da saúde.

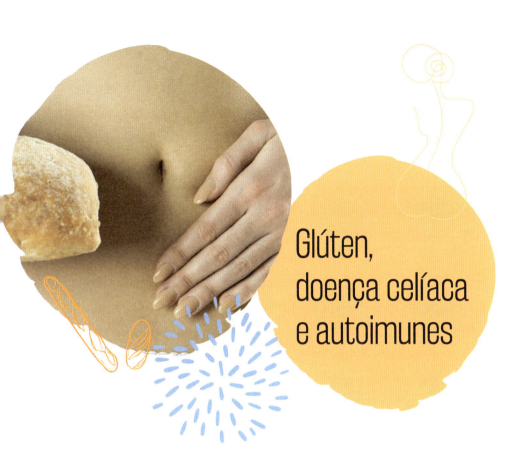

Glúten, doença celíaca e autoimunes

As doenças autoimunes são cruéis. Porque não são exatamente doenças, mas algum tipo de "erro de programação" que ainda não compreendemos **em sua totalidade**. Em determinado momento da vida, sem aviso prévio e sem motivo aparente, nosso sistema imunológico passa a produzir anticorpos contra nosso próprio organismo. É como se, no meio de uma guerra, os soldados de um país resolvessem se atacar uns aos outros e a seu próprio país, ao invés de agir contra o inimigo real.

As doenças autoimunes são mais comuns do que imaginamos. De acordo com o Departamento de Saúde da Mulher da Organização Mundial da Saúde (OMS), **as doenças** autoimunes afetam mais de 23,5 milhões de americanos. O problema afeta três vezes mais mulheres do que homens (também não se sabe o motivo), sendo uma das 10 principais causas de morte nas mulheres com idade inferior a 65 anos de idade.

Mas há algumas graves, principalmente aquelas que atacam órgãos e estruturas nobres do corpo, como o sistema nervoso central, coração, pulmões e/ou os vasos sanguíneos.

E, apesar de as doenças autoimunes variarem muito (vou deixar uma listinha para facilitar o entendimento), existe um sintoma que é comum em quase todas e representa o primeiro sinal de que algo não está indo bem: as mudanças constantes de peso, seja engordando, seja emagrecendo. E é esse o ponto a que eu queria chegar.

Às vezes você faz regime, come de forma saudável e equilibrada, faz exercícios físicos regulares, se mata na academia e ainda assim engorda. Pode ser, como eu disse anteriormente, que você não esteja sabendo dosar as quantidades e equilibrar as porções e esteja comendo de forma errada. Mas pode ser, também, que você tenha alguma doença autoimune e nem saiba disso.

O sistema imunológico é o que garante proteção ao nosso corpo, evitando que substâncias estranhas afetem nossa saúde. É um conjunto de órgãos, tecidos, células e moléculas responsáveis pelo combate a microrganismos invasores, impedindo, assim, o desenvolvimento de doenças. Além disso, é responsável por promover o equilíbrio do organismo, como na manutenção da temperatura do corpo.

Nosso sistema é complexo e faz com que tudo funcione em conjunto, formando uma grande barreira de proteção. As barreiras de proteção, aliás, podem ser:

Físicas

- **Pele:** a principal barreira do corpo contra agentes infecciosos que possam invadi-lo;
- **Cílios:** ajudam a proteger os olhos, impedindo a entrada de pequenas partículas e, em alguns casos, até pequenos insetos;
- **Pelos:** têm 3 funções básicas em nosso corpo: protetora, sensitiva e termorreguladora.

Fisiológicas

- **Suor:** possui ácidos graxos que ajudam a impedir a entrada de fungos pela pele;
- **Lágrima:** faz a limpeza e a lubrificação dos olhos, ajudando a proteger o globo ocular de infecções;
- **Muco:** é um fluido produzido pelo organismo que tem a função de impedir que microrganismos entrem no sistema respiratório, por exemplo;
- **Saliva:** possui uma substância que mantém a lubrificação da boca e ajuda a protegê-la contra vírus que podem invadir os órgãos do sistema respiratório e digestivo;
- **Suco gástrico:** é um líquido produzido pelo estômago que atua no processo de digestão dos alimentos. Devido à sua acidez elevada, impede a proliferação de microrganismos. O estômago produz cerca de três litros de suco gástrico por dia, e, apesar de estarem protegidas por uma densa camada de muco, as células estomacais são continuamente lesadas e mortas pela ação desse suco. Por isso, a mucosa está sempre sendo regenerada. Estima-se que nossa superfície estomacal seja totalmente reconstituída a cada três dias.

Celulares

- **Plaquetas:** atuam na coagulação do sangue. Diante de um ferimento, por exemplo, elas produzem uma rede de fios para impedir a passagem das hemácias e reter o sangue, o que chamamos de coagulação;
- **Neutrófilos:** funcionam como um alarme e são os primeiros a identificar e atuar em uma infecção;
- **Linfócitos:** são as células mais alteradas durante uma infecção (há três tipos: o B, T e o *natural killer* [NK], que desempenham funções diferentes), formando a primeira linha de defesa;
- **Monócitos:** circulam temporariamente no sangue e são uma espécie de ajudantes no combate ao agente agressor do organismo;
- **Eosinófilos:** também são ajudantes e normalmente circulam em menores quantidades no sangue, mas têm sua concentração aumentada durante reações alérgicas ou em caso de infecções parasitárias, bacterianas ou por fungos;
- **Basófilos:** formam um exército de ajuda mais pesada e também circulam em menores concentrações, porém podem aumentar, devido a alergias ou inflamações prolongadas.

Esse sistema complexo ainda tem duas divisões: a **imunização ativa**, que é a adquirida por meio da vacinação ou contato com alguma doença; e a **imunização passiva**, que acontece quando a pessoa adquire anticorpos produzidos por outra pessoa – por exemplo, pela placenta, por transferência direta da mãe.

Veja a complexidade disso tudo, funcionando o tempo todo de maneira integrada. São dezenas de barreiras, cada qual com sua função específica. Quando alguma dessas funções falha, acontece a doença autoimune.

Então, vamos falar um pouco sobre quantas e quais são as doenças autoimunes. Elas podem ser:

- **Doenças sistêmicas:** não afetam um órgão específico, mas podem atacar vários. É o caso da doença celíaca ou da esclerose lateral amiotrófica (ELA);
- **Síndromes locais:** atacam um órgão específico e podem ser dermatológicas, hematológicas ou endócrinas. Dentre elas, encontramos a tireoidite de Hashimoto ou a colite ulcerosa.

As causas, como eu já disse, são incertas. Ainda não sabemos ao certo o que leva o sistema imunitário a atacar a si mesmo. O que sabemos é que as doenças autoimunes aparecem quando esses anticorpos passam a atacar as células, os órgãos e tecidos do próprio organismo. Em pessoas que já trazem alguma predisposição genética para desenvolver uma doença autoimune, é possível que fatores como bactérias, vírus, toxinas, hormônios, medicamentos específicos, determinados alimentos ou estresse funcionem como gatilhos, disparando uma resposta do sistema imune contra o corpo, por entenderem que este está sob ataque.

E, aí, você pode me perguntar (e muitos dos meus pacientes o fazem): "quais são os sintomas dessas doenças?". Os mais variáveis possíveis. São necessários exames e avaliações para se chegar a um diagnóstico preciso, porque os sintomas são diferentes e variam muito de uma doença autoimune para outra e de uma pessoa para outra. E mais: a mesma doença pode ter sintomas bastante diferentes, variando de pessoa para pessoa. É realmente algo muito particular.

Isso quer dizer que cada uma dessas doenças pode ir de um caso leve a um quadro grave. E, para complicar, existem mais de 50 tipos de doenças autoimunes. Conheça as mais comuns:

Lúpus:
doença inflamatória que surge quando o sistema imunológico ataca seus próprios tecidos.

Artrite reumatoide:
doença inflamatória crônica que afeta muitas articulações, incluindo as das mãos e as dos pés.

Doença de Crohn:
trata-se, basicamente, de uma infecção viral ou bacteriana, que leva o sistema imunológico a atacar o trato digestivo, provocando o seu mau funcionamento e desencadeando uma inflamação crônica dos intestinos.

Vitiligo:
leva a produção inapropriada de anticorpos e linfócitos T (um tipo de glóbulo branco) contra os melanócitos, as células responsáveis pela produção de pigmento da pele.

Psoríase:
doença crônica e ainda sem cura, que surge devido à acelerada reprodução das células da pele. A proliferação das células epidérmicas causa espessamento, inflamação e descamação na pele.

Diabetes tipo 1:
outra doença crônica em que os nossos próprios anticorpos atacam e destroem o pâncreas, fazendo-o produzir pouca ou nenhuma insulina.

Tireoidite de Hashimoto:
ataca a glândula tireoide, responsável pelo controle de todo o metabolismo corporal.

Síndrome de Sjögren:
distúrbio do sistema imunológico caracterizado por olhos secos e boca seca. Também conhecida como síndrome seca.

Esclerose múltipla:
doença em que o sistema imunológico destrói a cobertura protetora de nervos.

Doença celíaca:
uma reação imunológica à ingestão de glúten, proteína encontrada no trigo, na cevada e no centeio, sobre a qual falaremos mais detalhadamente à frente.

Você pode ter um problema imunológico que não seja exatamente uma doença, apenas uma reação exagerada do organismo. Ou seja: uma alergia, que provoca reações que vão de uma coceira num determinado local até a morte.

Por exemplo, tem gente que ama camarão, mas se comer pode até morrer. E tem quem ame camarão, coma a vida inteira sem problemas e, de uma hora para outra, manifeste uma crise alérgica severa.

Outro acontecimento comum é a intolerância a lactose, que causa acne, enxaqueca, dor de barriga, gases e outros desconfortos gastrointestinais após a ingestão de leite e derivados. A intolerância surge de diferentes maneiras:

- **Deficiência congênita:** por um problema genético, a criança nasce sem condições de produzir lactase (forma rara);
- **Deficiência primária:** diminuição natural e progressiva na produção de lactase a partir da adolescência e até o fim da vida (forma mais comum);
- **Deficiência secundária:** a produção de lactase é afetada por doenças intestinais, como diarreias, síndrome do intestino irritável, doença de Crohn, doença celíaca ou alergia à proteína do leite, por exemplo. Nesses casos, a intolerância pode ser temporária e desaparecer com o controle da doença de base.

A lactase é uma enzima que ajuda a digerir o açúcar existente no leite e seus derivados. Quando o organismo não produz essa enzima, ou produz em quantidade insuficiente, surge o problema.

Aí você pode me perguntar: todo mundo sempre tomou leite, e como antigamente não existiam casos de intolerância a lactose?

E aí está o ponto: o problema está no excesso de produtos ultraprocessados, cheios de aditivos químicos e lactose. No passado se tomava leite *in natura*, tirado da vaquinha. O pão era feito em casa, a manteiga também. Não havia produtos químicos. Hoje, além do leite quimicamente alterado, encontramos lactose em produtos como biscoitos, pães, iogurtes, e até em excipiente de certos medicamentos. Com isso se promove uma hipersensibilização do trato intestinal, o que funciona como um gatilho para essas doenças autoimunes.

É o mesmo caso da alergia ao glúten, outro dos tipos mais comuns de reações adversas conhecidas atualmente. Trata-se de uma proteína formada por gliadina e glutenina, presente naturalmente em diversos cereais, como o trigo, o centeio e a cevada. A humanidade come pão desde que desceu das árvores e nunca sofreu de intolerância ao glúten ou teve doença celíaca.

Por quê?

Porque a massa do pão era uma mistura de trigo, água e, quando muito, sal, assada sobre uma pedra quente. O resultado era um pão duro, de textura bem diferente da que conhecemos hoje – aliás, muito saudável, rico em fibras etc. (como já expliquei no primeiro capítulo).

Com o passar do tempo, esse pão começou a sofrer mudanças, a receber novos ingredientes, como o mel, ovos, sementes e temperos. O grão de trigo que era moído em casa e tinha uma cor escura passou a ser industrializado, vindo a receber uma série de aditivos para ficar com aquela cor branquinha.

E como surge o glúten nessa história?

O glúten não é um aditivo, ou um ingrediente que se coloca no pão. Ele se forma quando a farinha de trigo, a água, o fermento e os demais ingredientes são misturados em máquinas. O fermento produz dióxido de carbono, expande o glúten na farinha e faz a massa crescer. À medida que a água começa a interagir com as proteínas insolúveis da farinha de trigo (glutenina e gliadina), essas moléculas formam uma rede que dá maciez ao pão, fazendo-o crescer bonito, fofinho etc.

Esse glúten é o que ativa os "gatilhos" que provocam as doenças autoimunes, provocando a atrofia das **vilosidades intestinais** (são dobras dos intestinos, responsáveis pela absorção de minerais, vitaminas, pela digestão do amido, do açúcar, das proteínas e dos lipídios) e diminuindo a absorção de nutrientes.

Em consequência desse glúten, surge a doença celíaca, uma intolerância à prolamina, que é um peptídio que compõe o glúten. Ela difere da intolerância ao glúten, apesar de produzir sintomas semelhantes, como dor abdominal e cansaço. A diferença é que a sensibilidade ao glúten não danifica o intestino delgado e não tem relação direta com o sistema imunológico da pessoa. Já a doença celíaca está relacionada ao desenvolvimento de diversas outras doenças autoimunes, como a tireoidite de Hashimoto, por exemplo.

Há três tipos de doença celíaca:

- **A clássica:** comum na infância, entre o primeiro e o terceiro anos de vida, quando o bebê começa a se alimentar com papinha de pão, sopinha de macarrão e bolachas, entre outros industrializados com cereais proibidos. Provoca diarreia crônica, desnutrição e déficit do crescimento, anemia, emagrecimento, falta de apetite, barriga inchada, vômitos, dor abdominal, pernas e braços finos, apatia e até a morte da criança por desnutrição aguda;
- **A assintomática:** essa é cruel, porque a pessoa não sente nada e só descobre a causa de seus problemas quando faz uma pesquisa de anticorpos em familiares de primeiro grau. E, para complicar, se não tratada, a doença celíaca assintomática pode evoluir com complicações como o câncer do intestino, anemia, osteoporose, abortos de repetição e esterilidade;

- **A não clássica:** produz poucos sintomas, provocando anemia resistente à reposição de ferro, irritabilidade, fadiga, pouco ganho de peso e estatura, obstipação crônica, manchas no esmalte dos dentes, esterilidade e osteoporose antes da menopausa.

Então, o que fazer? Como eu disse desde o início deste livro, o segredo de uma alimentação saudável, que inclui o pãozinho, está no equilíbrio das porções e na individualidade. Se você, caro leitor, for portador de alguma doença autoimune, realmente recomendo que evite o glúten e a lactose, já que estes poderão ativar gatilhos pró-inflamatórios, piorando o quadro da sua doença.

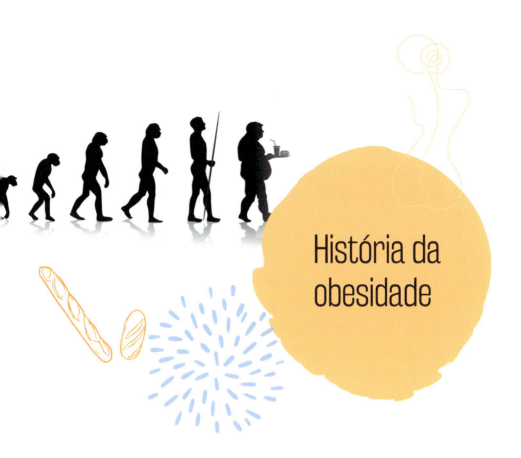

História da obesidade

A obesidade, hoje, se tornou uma pandemia.
Morre-se mais pelo excesso do que
pela falta de comida.

A cada dia, mais e mais pessoas buscam melhorar sua composição corporal e rendimento em suas atividades físicas e psíquicas, por meio da otimização de diversas reações químicas que ocorrem no corpo. Essa é uma notícia muito boa. A nova Medicina, que já estamos praticando, nos permite melhorar o rendimento de nosso organismo diante dos novos desafios que desejamos superar.

Para um tratamento ser bem-sucedido, é fundamental a avaliação conjunta de diversos sinais e sintomas, bem como dos hábitos e da rotina de vida. A partir disso, podemos melhorar nossa *performance*, nossa saúde e, consequentemente, alcançar um envelhecimento mais saudável, com autonomia e independência. Assim, é possível viver mais anos e de modo muito melhor. Basta conhecermos melhor todos os alimentos e pseudoalimentos para, assim, podermos **escolher** de maneira ativa, e **não** passiva – como temos feito ao longo de todos esses anos.

Neste livro, quero te convidar para essa jornada comigo, conhecendo os fundamentos que nos levaram a ter a vida que levamos hoje, os costumes (bons e ruins), os alimentos que consumimos e por que os consumimos, como tratamos (e maltratamos) nosso corpo e, por extensão nossa mente, nosso espírito, nosso ser. Porque tudo está interligado. Tudo está integralizado.

Vamos conhecer um pouco esse problema que nos aflige: a tal da obesidade, um dos maiores problemas da atualidade e que se tornou uma pandemia. A obesidade, associada a inúmeras doenças e condições debilitantes, aumenta o risco de problemas cardiovasculares e neurológicos, reduzindo a capacidade das pessoas de viverem de forma plena.

Pode parecer que esse seja um problema da atualidade, ligado aos *fast foods*, à agitada vida moderna etc., mas não. A obesidade não é um fenômeno recente. O que é recente é a pandemia de obesidade que estamos enfrentando. Segundo a OMS, essa pandemia mundial mais do que duplicou desde 1980. Em 2014, havia mais de 1,9 bilhão (39%) de adultos com excesso de peso; 600 milhões (13%) de obesos. E o que é mais preocupante: 41 milhões de crianças com idade inferior a cinco anos tinham excesso de peso ou já estavam obesas.

Observando esses dados podemos chegar à conclusão simples de que a obesidade é hereditária e ponto. Há, claro, um fator genético aí, mas a genética por si só não explica a pandemia atual. Em 2012, quando estive em Harvard pela primeira vez para um curso de extensão, foi-nos apresentado um trabalho sobre a relação entre genética e obesidade. Acompanharam-se cerca de 33 mil mulheres e homens com predisposição genética avaliada por meio da detecção laboratorial de 32 genes ligados à obesidade.

Os resultados mostraram que, quanto maior o número desses genes e maior o consumo de bebidas com açúcar, maior o risco de ganhar peso. Por exemplo, entre os portadores de 30 genes, o número de obesos foi cinco vezes mais alto do que naqueles sem nenhum dos 32 genes, mas que consumiam o mesmo volume de refrigerantes. Porém, pacientes com predisposições genéticas, mas que não consumiam bebidas açucaradas e tinham uma alimentação balanceada associada à prática regular de atividade física, não apresentaram quadro de obesidade.

Ou seja: se você tiver predisposição genética, porém levar uma vida saudável, alimentar-se corretamente, fizer exercícios físicos regularmente, gerenciar seu estresse, dormir bem, não sofrerá de obesidade. Então, a genética não é determinante. Sua dieta alimentar, seus costumes, sua cultura alimentar, seu modo de vida podem interferir diretamente nesse processo – isso se chama epigenética.

Costumo dizer para meus pacientes que a "escorregada" frequente de quem tem a predisposição genética à obesidade terá um efeito mais deletério em sua saúde do que aquele que não a tem. Porém, esses indivíduos são protagonistas de suas próprias vidas e podem escolher não escorregar com tanta frequência.

Além da predisposição genética, existe o papel dos pais, da escola, dos profissionais de saúde, da mídia e da cultura de entretenimento e de tantas outras variáveis que são as ferramentas para contermos essa pandemia.

Muito se fala que a obesidade é o mal do século XXI – e é. Mas descobertas arqueológicas nos mostram que já havia pessoas obesas há mais de 25 mil anos, no Paleolítico, época dos homens das cavernas, acredita?! E isso tem uma explicação lógica: nossos ancestrais tinham grande dificuldade para conseguir alimentos e mais ainda para estocá-los. Isso levou a desenvolver-se, no corpo humano, um mecanismo para armazenar energia: a gordura.

Engordar é, então, uma memória ancestral do nosso corpo. Quer saber como é isso? Pense como viviam os homens das cavernas. Sem terem como armazenar alimentos, eles agiam em bandos, organizando armadilhas e acuando os animais onde pudessem, atingindo-os com lanças e pedras, de preferência grandes animais. Esse mecanismo consistia em impulsionar o homem, por meio da fome, a ingerir uma grande quantidade de calorias e com isso fazer uma reserva, em forma de gordura, para ser usada nos períodos de carência de alimentos.

Sem as reservas de gordura, os homens das cavernas ficariam sem energia para sair em busca de regiões melhores e voltar a caçar; afinal, não é como hoje, que vamos ao supermercado e encontramos tudo o que queremos ao nosso alcance. A comida era escassa, a caçada difícil, não havia agricultura. Resumindo, o mecanismo que permitiu à nossa espécie acumular gordura, sobreviver e evoluir, é o que está nos matando hoje.

Hipócrates (que viveu entre 460 e 377 a.C.), considerado o pai da Medicina, escreveu: "a corpulência não só é uma doença, como é o prenúncio de outras". Ele usou a palavra "corpulência" porque "obesidade" vem do latim *obesitas*, que significa "gordo" ou "corpulento". Então, sim, ele estava falando da obesidade, o que quer dizer que já era um problema de saúde na época.

Hipócrates relacionava esse problema de saúde a outras doenças, mesmo sem especificar quais. Essa relação tácita só vai ser feita anos depois, no século VI a.C.., pelo médico indiano Sushruta Samhita, que associou a obesidade ao diabetes e às doenças cardiovasculares e recomendou exercícios físicos, como forma de controle e cura.

Antes disso, um discípulo de Hipócrates, de nome Galeno, que também se dedicou a estudar a obesidade como doença, deu uma contribuição decisiva: ele classificou a obesidade em duas partes; uma ele chamou de "natural" ou moderada, e a outra de "mórbida" ou exagerada. Até hoje nós usamos essas divisões, apesar de tê-las sofisticado.

Claro que a questão, nos tempos atuais, é muito mais grave.

A obesidade se tornou uma pandemia mundial. Segundo a OMS, já é a segunda principal causa de morte no mundo todo, matando mais do que o câncer, mais do que a AIDS, mais do que a violência e mais do que o trânsito. São 4 milhões de vítimas por ano no mundo, segundo um relatório de 2019, da Organização das Nações Unidas (ONU) para a Alimentação e a Agricultura (FAO).

Mas o que estou dizendo é que não estamos diante de um problema novo, como a pandemia de covid-19, que impactou a humanidade no ano de 2020. A obesidade sempre nos acompanhou ao longo da história. Em alguns momentos, chegou a ser cobiçada, desejada, motivo de orgulho. Entre as elites europeias, por exemplo, durante a Idade Média e o Renascimento e nas civilizações do oriente asiático, ser gordo era sinal de *status*.

Se você visitar um museu e observar as imagens do movimento renascentista de artes, vai ver que as figuras retratadas nos quadros são sempre redondas. A gordura sempre foi símbolo de beleza e fertilidade. Os deuses eram musculosos, mas as deusas eram admiradas e cultuadas pelos seus quadris, coxas e seios volumosos.

Figuras de mulheres obesas foram representadas em pinturas e estátuas de pedra feitas há mais de 20 mil anos. E isso no mundo inteiro. Todas as civilizações cultuaram (e algumas se preocuparam, como os gregos) com essa enfermidade. A gente encontra evidências disso em múmias egípcias, pinturas e porcelanas chinesas da era pré-cristianismo, em vasos dos maias, astecas e incas da América pré-colombiana, e assim por diante.

Só no século XIX começou a inversão: o corpo masculino gordo passou a ser admirado, a barriga avantajada passou a ser sinal de opulência financeira, de riqueza, de poder, de posses, enquanto o corpo feminino passou a ser fino e estrangulado em espartilhos e outros artefatos para deixar as mulheres magras.

> As dietas não devem ser restritivas,
> não se trata de comer pouco.
> O correto seria comer melhor –
> tudo por um mundo *low* tranqueira
> (com menos "tranqueiras").

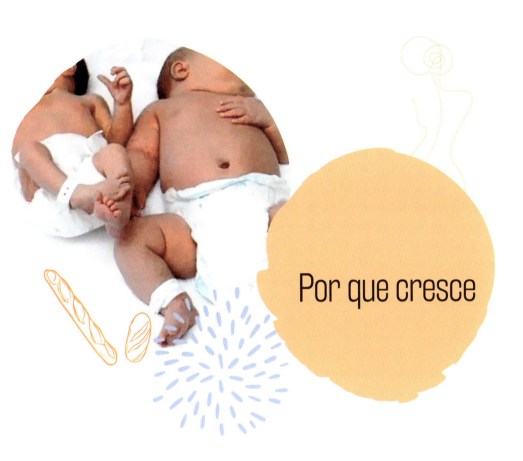

Por que cresce

Para a OMS, o combate à obesidade mórbida de crianças e jovens é um dos principais desafios para o século XXI.

Olhe bem para a foto acima e me diga, com sinceridade: qual dos dois bebês lhe parece mais saudável?

Seja honesto. A criança gordinha parece ser a mais saudável, não é? A outra parece mais esquálida, passa a impressão de que tem algum problema de saúde.

Essa ideia está enraizada na mente de muitos de nós. Faz parte da nossa cultura.

Está no inconsciente coletivo da cultura ocidental contemporânea que o excesso de peso é desejável.

Até hoje, se você conversar com sua vó, com sua mãe, com sua vizinha, vai ver que as pessoas continuam associando a imagem de um bebê gordinho a mais saúde. Quando a criança está em seu peso ideal, aos olhos da maioria das pessoas, ela está sofrendo, tem algum problema de saúde, precisa ser tratada.

Essa é uma ideia generalizada e muito comum, que atravessou os séculos e permanece até nossos dias. E é um contrassenso porque a criança gordinha, que a família considera linda e "saudável", quando chega à idade escolar enfrenta o estigma social que todos os obesos sofrem: *bullying*, preconceito e discriminação.

Sem contar os problemas de saúde.

No Brasil, 9,4% das meninas e 12,4% dos meninos são considerados obesos, de acordo com os critérios adotados pela OMS para classificar o sobrepeso infantil. Um motivo a mais de preocupação, já que o levantamento também indicou uma elevação dos índices da doença nos países de baixa e média renda. No mundo, os dados mostraram que em apenas quatro décadas o número de crianças e adolescentes obesos saltou de 11 milhões para 124 milhões.

A OMS adverte que outros 123 milhões de crianças, adolescentes e jovens, com idades entre 5 e 19 anos, já apresentam excesso de peso. A incidência é um pouco maior entre meninos: para cada grupo de 100 existem 8 meninos, enquanto entre as meninas esse número fica em torno de 6.

Junto com a obesidade vêm as complicações (sim, as crianças enfrentam os mesmos problemas que os adultos): doença cardíaca precoce, síndrome metabólica, colesterol alto, hipertensão, depressão, diabetes tipo 2, asma, distúrbio do sono, baixa autoestima e, por conseguinte, problemas escolares, principalmente por causa do *bullying*.

Isso nos mostra que é preciso atacar o problema no início. Ou seja, cuidando das crianças. Quanto mais cedo os pais se conscientizarem de que seus filhos estão com problemas, mais cedo poderão intervir, buscar ajuda profissional e mitigar o problema. Afinal, a chance de uma criança se tornar um adulto obeso é menor do que a de um pré-adolescente ou adolescente, pois os estirões de crescimento são fatores que jogam a nosso favor quando iniciamos o tratamento precoce da obesidade – a criança, além de emagrecer, está crescendo!

Porém, como qualquer patologia, o melhor a fazer é não adquiri-la. Alguns especialistas acham que, se quisermos evitar que a obesidade continue crescendo, teremos de encontrar maneiras de ajudar os pais a partir de, ou mesmo antes, do nascimento do bebê.

Acreditamos que as pessoas estejam ficando gordas por serem sedentárias e comerem grandes quantidades de calorias (sanduíches, frituras etc.). Em parte isso é verdade, já que uma publicação de 2013, da comissão governamental da **_Diet and Nutrition Survey of Infants and Young Children_**, do Reino Unido, mostrou que 75% das crianças, com idades entre 4 e 18 meses, consomem mais calorias do que precisam.

São bebês superalimentados que já começam a apresentar uma tendência muito maior em se tornarem adultos obesos. E, conforme vão crescendo, são apresentadas à TV, a *tablets* e *video games* que, uma vez utilizados em excesso, são fatores que contribuem ainda mais para o sedentarismo e, consequentemente, para a obesidade infantil. O uso em excesso de telas nos hipnotiza e faz a gente entrar em um modo automático, quando comemos *snacks* práticos, bebidas açucaradas, sem contar que o excesso de exposição ao LED azul emitido pelas telas inibe a produção de melatonina, fazendo com que as crianças comecem a desenvolver insônia e outros distúrbios do sono.

Desde o nascimento, a criança precisa ter uma vida equilibrada, que engloba desde uma alimentação balanceada até uma rotina de sono, fatores determinantes para proporcionar um crescimento adequado e a manutenção do peso. Assim que possível, também iniciar exercícios físicos. Geralmente a porta de entrada são os esportes – uma excelente maneira de prevenir e tratar o sedentarismo. Aliás, a escola tem papel fundamental ao modelar as atitudes e os comportamentos das crianças sobre a atividade física e a nutrição, e esse trabalho pode ajudar a reverter a situação em casa: os filhos podem influenciar os pais e vice-versa. Fico até emocionado quando isso acontece!

No livro *Princípios de Pediatria*, os doutores Richard Behrman e Robert Kliegman fazem uma revelação importante para essa reflexão. **Segundo eles, uma criança cujo pai e cuja mãe são obesos tem 80% de chances de vir a ser um adulto obeso. Esse número cai para 40% se apenas um dos pais é obeso; e, se nenhum deles tiver a doença, essa criança terá apenas 7% de chances de se tornar uma pessoa obesa.**

Esses estudos que estou citando estão dizendo que você está criando seu filho para ser obeso, como você. Nas últimas décadas, tem sido alarmante o aumento de obesidade entre crianças e adolescentes em todo o mundo. No Brasil, entre 1975 e 2016, houve um aumento de 10 vezes na prevalência da obesidade infantil.

Cerca de 41 milhões de crianças menores de cinco anos estão acima do peso no mundo todo, segundo a OMS. E a maioria das vezes isso começa no útero, conforme começamos a conversar há pouco.

O estilo de vida da gestante exercerá grande influência na saúde da criança. Mulheres que exageram na alimentação e ganham muito peso aumentam o risco de desenvolver diabetes gestacional que, como uma de suas complicações, pode gerar bebês macrossômicos (que nascem com peso maior ou igual a 4 kg). Embora sejam "grandões" e aparentem saúde, são bebês extremamente frágeis, com risco de desenvolverem inúmeras complicações já nos primeiros meses de vida. Outros hábitos maternos que aumentam o risco de obesidade na infância são o tabagismo e o consumo de álcool durante a gestação.

O passo seguinte deve acontecer no desmame precoce e incorreto. Muitas mulheres ainda evitam amamentar, com medo de que os seios fiquem flácidos, mas essa preocupação estética acaba prejudicando seu filho. Uma pesquisa nacional, feita pelo Ministério da Saúde, mostra que em média as mães brasileiras amamentam por apenas dois meses. A recomendação é que o aleitamento materno exclusivo vá até os seis meses e a manutenção da amamentação, até os dois anos de idade.

Cada mês de amamentação materna está associado à redução de 4% no risco de desenvolvimento de excesso de peso. Quando desmamada precocemente, a criança é introduzida em um mundo com excesso de carboidratos, que aumenta exponencialmente as chances de desencadear o início da obesidade já no primeiro ano de vida.

Mas a vovó vai ficar satisfeita: "O leite da mãe era fraco, e a criança estava magra" e outros mitos arcaicos nos quais ainda há quem acredite. A partir do desmame, o bebê começa a tomar mamadeiras com leite de vaca e mingaus de trigo e amido; começa a ficar gordinho e viçoso. E, quanto mais a criança engorda, mais a família se embevece e mais dá razão à vovó.

Você já viu uma história assim? É recorrente.

Com relação a ela, antes de avançarmos, tenho de fazer dois alertas aqui.

O primeiro com relação à mamadeira (e também às chupetas): a mudança de bico (do seio para a mamadeira e/ou a chupeta) afeta primeiramente a forma como o bebê faz a sucção. No peito da mãe o bebê precisa estar com a boca bem aberta (para viabilizar a pega correta, a boca aberta e o formato de peixinho e abocanhar a aréola), e a mandíbula faz quatro movimentos, além de exercitar os músculos responsáveis pela mastigação (masseter, temporal e pterigóideo medial).

Quando se começa a usar bicos artificiais, a boca do bebê fecha um pouco, a mandíbula realiza apenas dois movimentos, e os músculos da mastigação não atuam. Quem passa a se movimentar é o bucinador, músculo facial localizado lateralmente à cavidade bucal, o que forma a bochecha. Como consequência, o bebê pode não preparar os músculos da língua e da boca para funções que surgirão mais tarde, como a fala e a mastigação.

O segundo alerta é com relação ao leite de vaca. Esse é um veneno, se dado ao bebê antes de ele completar 1-2 anos de vida. O leite de vaca tem uma quantidade considerável de proteínas, que sobrecarregam os rins e aumentam o risco de obesidade no futuro. Além disso, o teor de sódio que a bebida contém (elevado para bebês) predispõe à hipertensão arterial, enquanto o cálcio e o fósforo ali presentes diminuem a absorção de ferro, nutriente indispensável para o desenvolvimento infantil e cuja falta também provoca anemia.

A interação negativa com o ferro, aliás, persiste até depois dessa faixa etária. Um estudo com mais de 1.300 crianças, publicado em 2013 no Pediatrics, periódico da American Academy of Pediatrics, apontou que o excesso de leite está ligado à deficiência de ferro entre 2 e 5 anos de idade. Além disso, como o intestino da criança ainda é muito imaturo para digerir esse leite, isso pode acabar causando problemas como diarreia, alergias e baixo peso.

No livro *Galactolatria: mau deleite*, a pesquisadora Sônia Felipe explica que o leite de vaca tem proteínas complexas e de difícil digestão, que agridem as células do intestino e podem causar problemas como:

1
Má absorção de nutrientes.

2
Sangramento intestinal, podendo haver sangue visível ou não nas fezes.

3
Diarreia ou fezes bem moles, que não melhoram de textura.

4
Anemia, especialmente por reduzir a absorção de ferro no intestino.

5
Cólicas constantes.

6
Alergia ao leite e seus derivados.

7
Baixo peso, pois o bebê não consegue ter e absorver as calorias e os nutrientes necessários para o crescimento.

Além de evitar o leite de vaca, é importante evitar dar leites vegetais, como leite de soja, aveia ou amêndoas, especialmente no primeiro ano de vida. Esses leites não contêm todos os nutrientes necessários para o crescimento e desenvolvimento adequado da criança, podendo prejudicar seu ganho de peso, seu crescimento em altura e sua capacidade intelectual.

Se você realmente tiver um problema e precisar dar algum complemento alimentar além do peito, procure seu pediatra e siga as orientações dele. Nada de ir atrás de receitinhas da vovó.

Como se não bastasse, há outro complicador que é bom você saber: a mamadeira e o leite de caixinha contêm um contaminante perigoso, o bisfenol A, ou BPA.

Existem vários tipos de bisfenóis, que são compostos químicos denominados disruptores endócrinos, empregados na fabricação de plásticos, tintas e resinas muito presentes em embalagens de alimentos, recipientes plásticos usados na cozinha, revestimento interno de latas de alumínio etc.

Na embalagem do leite, o BPA forma uma das camadas sobrepostas que integram a caixinha Tetra Pak®. A embalagem é feita com papelão com um revestimento interno de alumínio, que evita a passagem da luz. Como o alumínio é um contaminante – o seu acúmulo no organismo é perigoso principalmente para os bebês, causando danos nos ossos e no cérebro e doenças como a osteodistrofia e a encefalopatia –, essa camada é recoberta por outra de plástico para evitar o contato do leite com o alumínio e as camadas de papel e papelão.

Essa camada de plástico é que contém o BPA, um composto químico utilizado na fabricação do policarbonato (polímero com alta resistência térmica e mecânica). São vários os produtos feitos de policarbonato: mamadeiras, copos, vasilhas plásticas, embalagens metálicas para alimentos, papéis-filmes, equipamentos esportivos, selantes usados em odontologia, CDs, DVDs e inúmeros outros que possuem plástico em sua composição ou necessitam de um isolamento.

O problema do policarbonato está relacionado às embalagens que usamos para acondicionar alimentos. De acordo com estudos científicos, as partículas de BPA, sobretudo quando aquecidas, têm a capacidade de migrar para o alimento e, quando ingeridas, fazem as vezes de alguns hormônios que o corpo produz. As consequências mais devastadoras se dariam nos fetos e nos bebês, por estarem em fase de desenvolvimento de absolutamente tudo.

Se a ingestão da substância é feita por mulheres grávidas, podem ocorrer aborto espontâneo, defeitos no desenvolvimento fetal e baixo peso ao nascimento. Um bebê ou uma criança pequena que ingerir o BPA pode ter problemas de desenvolvimento do sistema nervoso central, entrar na puberdade mais cedo, desencadear problemas no funcionamento da tireoide e, quando adulto, desenvolver câncer de mama ou de próstata.

Por precaução, a Anvisa proibiu, em 2012, a comercialização de mamadeiras que contenham BPA na sua composição (Resolução RDC nº 41/2011), mas é sempre bom verificar a composição do material que se está comprando. E evitar (principalmente para seus bebês) o acondicionamento de alimentos em embalagens plásticas – prefira embalagens de vidro, porcelana, cerâmica e aço inoxidável.

Segundo especialistas, ingerimos em média até 10 mg de BPA por dia, liberados a partir de copos descartáveis, escovas de dentes e outros produtos plásticos. Essa quantidade contraria a recomendada pela Anvisa, que considera uma dose de até 0,6 mg, por quilo de alimento, como não prejudicial à saúde.

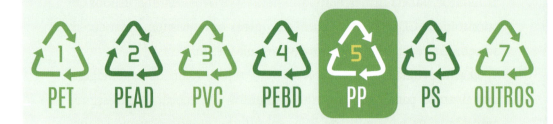

Dica: ao comprar qualquer embalagem plástica ou prato (por exemplo, aqueles inquebráveis de dar comida para criança), procure um emblema composto por três setas em forma de triângulo com o número no meio. Só compre a de número 5.

Explico: cada tipo de plástico usado nos mais variados produtos leva um número que identifica a sua composição. Essa lista vai de 1 a 7. Como a maioria deles é feita com um dentre seis tipos de resina, os códigos de 1 a 6 descrevem um tipo específico de plástico. O número 7 é o único um pouco diferente, pois significa que a embalagem foi feita com um mix de resinas ou outro tipo que não os de 1 a 6. Dentre todos esses tipos de plásticos, o único livre de BPA é o 5 (polipropileno).

Dito isso, vamos voltar à questão da obesidade crescente, tema deste capítulo. Pois bem, o que eu estava dizendo é que a obesidade é um problema crescente porque tudo que se tem feito até hoje para combatê-la é com relação à pessoa adulta. Por exemplo, se um adulto para de consumir açúcar e refrigerantes, ele está correto e está cuidando da sua saúde; agora, se uma criança deixa de consumir esses alimentos os comentários são "tadinha", "coitada", os pais "malvados" não a deixam comer açúcar e tomar refrigerante. Não é mesmo!?

Se observarmos todos esses problemas, concluiremos que é muito importante dar atenção aos hábitos de vida saudáveis para a prevenção do sobrepeso, se possível, desde antes da concepção, passando por toda a gestação e se estendendo durante toda a infância. A obesidade infantil tem crescido consideravelmente nas últimas décadas, e pouco temos feito para combatê-la. Muito pelo contrário, como mais da metade da população está acima do peso, infelizmente estamos nos acostumando a conviver com ela, como alguém que se acostuma com o cheiro ao morar ao lado do lixão: aquilo acaba virando uma condição "normal". Aí está a raiz dessa epidemia de obesidade, que a gente identifica depois, na fase adulta, comprometendo a saúde e qualidade de vida na velhice.

> *É importante intervir a tempo para o sobrepeso não se tornar obesidade. A perda de peso melhora a condição cardiovascular e reduz o risco de complicações relacionadas à obesidade.*

Ajudar a criança a manter um peso adequado é responsabilidade de toda a família. É preciso que hábitos alimentares saudáveis sejam mantidos por todos, para que as crianças sigam o exemplo. Os principais cuidados recomendados seriam: adotar uma dieta pobre em carboidratos refinados e açúcares; enfatizar o consumo de alimentos ricos em proteína e gorduras boas; evitar o consumo de alimentos ricos em gorduras trans, processados e industrializados;

fazer ingestão regular de água. A participação da escola na formação de um perfil alimentar saudável também é importante e tem aumentado muito como grande aliada da família.

Em resumo, a qualidade da alimentação, a quantidade de atividade física, a qualidade do sono da criança, além do apoio emocional de todos os envolvidos, são os pilares determinantes para a prevenção e o tratamento da obesidade infantil.

> *Fique atento, cuide dos seus hábitos e dos hábitos dos seus filhos. Se tiver dúvidas, não deixe de procurar um especialista que lhe acompanhará nessa jornada.*

Invista seu dinheiro em alimentos e produtos que realmente tragam benefício à sua saúde. Não se esqueça: cuidado com as modinhas alimentares que acabam entrando no carrinho do supermercado e podem comprometer o seu orçamento. Nada substitui a velha e boa comida de verdade.

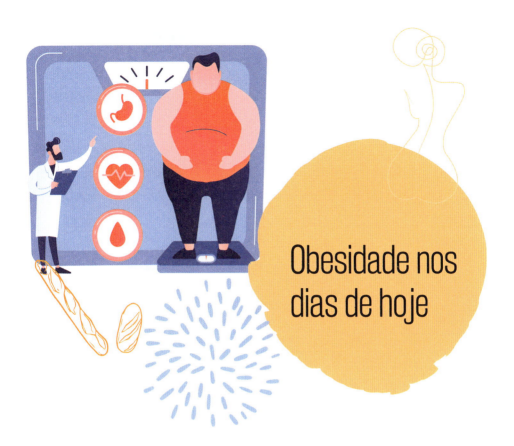

Obesidade nos dias de hoje

A obesidade está associada a inúmeras doenças e condições debilitantes, aumentando o risco de problemas coronarianos e vasculares e reduzindo a capacidade das pessoas de viverem de forma plena.

Eu tenho 33 anos e confesso: sou da geração dos *fast foods* e dos "refris" gigantes, de 2 litros ou mais. Mas, se você tem mais de 40 anos, deve se lembrar de que antes os refrigerantes vinham em dois tamanhos: garrafas de vidro de 600 mL e de 200 mL. E você só tomava refrigerantes em festas.

Hoje o refrigerante é o "o lixo do lixo" e, na minha opinião, o pior "alimento" do mundo, acompanhado de outras bebidas açucaradas e dos alimentos industrializados – ultraprocessados, sendo esses alguns dos principais vilões da obesidade.

Mas essa história começa muito lá atrás. Como a maioria das "tranqueiras alimentares", também é americano e surgiu como remédio, acredita!? Sim! Joseph Priestley (1767) criou um meio de produzir água gaseificada artificialmente, a soda; e John Mathews (1832) desenvolveu o que ficaria conhecido como *soda fountain*, um aparato que produzia água com gás de forma simples, diretamente no balcão da farmácia.

A água gaseificada era recomendada para diversos tipos de tratamento, de cólicas a poliomielite. O produto se popularizou no século XIX, e as farmácias se tornaram ponto de encontro dos jovens americanos, que se reuniam para namorar e tomar "xarope gasoso". O sucesso foi tão grande que muitas farmácias deixaram de vender remédios, e a concorrência passou a criar xaropes cada vez mais elaborados. Daí a ganharem cor e sabor foi um pulo.

VOCÊ sabia?

As maiores marcas de refrigerantes do mundo foram criadas por ex-farmacêuticos americanos: Charles Alderton inventou a fórmula da Dr. Pepper, em 1885. No ano seguinte, John Pemberton criou a Coca-Cola e, em 1898, Caleb Bradham criou a Pepsi-Cola.

A guerra entre os três iria revolucionar o mundo e criar um produto que, se não é o principal responsável, está na linha de frente da pandemia de obesidade: o refrigerante.

No Brasil, principalmente por causa das dificuldades de envase e distribuição, o "refri" iria se popularizar só a partir das décadas de 1980 e 1990, mas nos Estados Unidos começou bem antes. Em 1934, por exemplo, a Pepsi dobrou o volume de suas garrafas, passando de 170 para 350 mL e sem mexer no preço. O resultado foi uma explosão de vendas quase sem alterar o custo, afinal era só acrescentar água e açúcar.

Depois da Segunda Guerra Mundial, a Coca e a Pepsi se tornaram referência e preferência mundial, com a imagem associada ao *rock and roll*, ao *american way of life* e à cultura pop. Aqui no Brasil a explosão de consumo de refrigerante só iria acontecer após o Plano Collor dar fim a diversas reservas de mercado e abrir a possibilidade de importação de máquinas a preços convidativos até para os pequenos fabricantes.

Juntamente com as máquinas, veio uma novidade tecnológica que iria impulsionar esse mercado: as garrafas feitas de polietileno tereftalato, o PET. Elas substituíram os vasilhames de vidro e possibilitaram que o custo de produção dos "refris" ficasse cada vez menor e as embalagens, maiores. As garrafinhas de 170 e 270 mL logo seriam substituídas pelas de PET de 1 e depois 2 litros. E os copos de vidro de 200 mL, pelos copos de 1 litro ou mais.

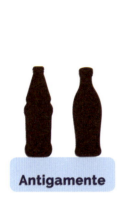
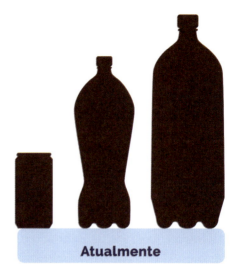

O tamanho das embalagens de refrigerante, no passado e no presente.

Um comparativo entre as porções oferecidas na década de 1950 e hoje, publicado em uma das mais conceituadas publicações científicas, o The British Medical Journal (BMJ), em 2015, mostra que as porções médias dobraram de tamanho, principalmente nos Estados Unidos. As porções de batata-frita e hambúrguer triplicaram, e o consumo de refrigerante quadruplicou.

Pesquisadores da Universidade de Cambridge, no Reino Unido, se debruçaram sobre 62 estudos na área e descobriram que as pessoas consomem mais bebidas ou alimentos quando as porções e os pacotes oferecidos são maiores. Eles recomendaram a eliminação total das porções grandes, para reduzir o consumo diário de calorias entre 12% e 16% no Reino Unido e entre 22% e 29% nos Estados Unidos.

O mesmo estudo apontou algumas estratégias que poderiam ser adotadas, visando à redução do consumo excessivo de calorias, incentivado pelas grandes porções, para barrar o crescimento da obesidade, entre elas: reduzir o tamanho das porções de comidas e bebidas com quantidades elevadas de calorias (frituras, bolos, itens de confeitaria); diminuir a disponibilidade de grandes porções e pacotes; deixar porções maiores em locais menos acessíveis nos estabelecimentos comerciais; restringir práticas comerciais que permitem que porções maiores custem menos, em termos relativos, do que porções menores, além de restringir promoções de pacotes grandes e porções maiores; trabalhar porções menores em anúncios; produzir utensílios domésticos que permitam o oferecimento de porções menores.

Estou te contando tudo isso para que você entenda uma coisa: o refrigerante é um "remédio" do século XIX, cujas fórmulas foram pouco modificadas, com a inclusão de acidulantes, conservantes, corantes artificiais, água e açúcar. Muito açúcar refinado.

Nós, brasileiros, ingerimos em média 54,75 kg de açúcar por ano, entre o produto refinado e o adicionado a outros alimentos, incluindo os refrigerantes. O ideal, segundo a OMS, é de até 25 g por dia, o que chegaria, no máximo, a 9 kg por ano.

Aí você poderia dizer: "Tá, mas então o vilão é o açúcar". E concluiria: "Vou tomar só refri *diet* ou zero e está resolvida a questão".

É o que a maioria das pessoas pensa. Mas o problema vai muito além do açúcar. O refrigerante é um potencializador de problemas de saúde, por causa do tamanho cada vez maior das embalagens, das facilidades de aquisição, da propaganda que incentiva o consumo desmedido e, sim, do alto teor de açúcar, mas contém outros aditivos que prejudicam a saúde, dentre eles os adoçantes artificiais, com destaque para o ciclamato de sódio, a sacarina e o aspartame, além do corante caramelo IV, presentes na lista de substâncias cancerígenas, bem como um velho conhecido: o cigarro.

Veja este rótulo:

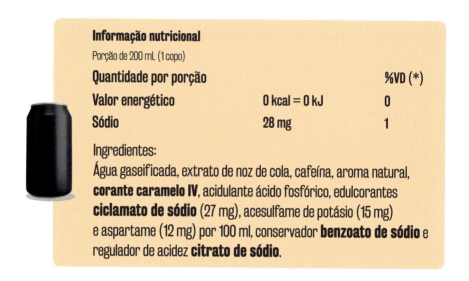

A empresa Euromonitor Internacional, que faz pesquisa de mercado, apresentou dados sobre o consumo de bebidas não alcoólicas em 2018. Segundo ela, o Brasil continua na frente em consumo *per capita*. Em média, os brasileiros tomam cerca de 14 latas de refrigerante por mês, enquanto os chineses tomam duas.

Há vários componentes que, juntos e ingeridos em grandes quantidades, potencializam não apenas a obesidade, como também uma série de outras doenças.

COMPOSIÇÃO DOS refrigerantes:

- **Água:** constitui cerca de 88% m/m do produto. Ela precisa preencher certos requisitos para ser empregada na manufatura do refrigerante (Palha, 2005);
- **Baixa alcalinidade:** carbonatos e bicarbonatos interagem com ácidos orgânicos, como o ascórbico e o cítrico, presentes na formulação, alterando o sabor do refrigerante, pois reduzem sua acidez e provocam perda de aroma;
- **Sulfatos e cloretos:** auxiliam na definição do sabor, porém o excesso é prejudicial, pois o gosto ficará demasiado acentuado;
- **Cloro e fenóis:** o cloro dá um sabor característico de remédio e provoca reações de oxidação e despigmentação, alterando a cor original do refrigerante. Os fenóis transferem seu sabor típico, principalmente quando em combinação com o cloro (clorofenóis);
- **Metais:** o ferro, o cobre e o manganês aceleram reações de oxidação, degradando o refrigerante;
- **Padrões microbiológicos:** é necessário um plano de higienização e controle criterioso na unidade industrial, que garantam à água todas as características desejadas: límpida, inodora e livre de microrganismos;
- **Açúcar:** é o segundo ingrediente em quantidade (cerca de 11% m/m). Ele confere o sabor adocicado, "encorpa" o produto, juntamente com o acidulante, fixa e realça o paladar e fornece energia. A sacarose (dissacarídeo de fórmula $C_{12}H_{22}O_{11}$ – glicose + frutose) é o açúcar comumente usado (açúcar cristal);

- **Concentrados:** conferem o sabor característico à bebida. São compostos por extratos, óleos essenciais e destilados de frutas e vegetais (Palha, 2005). Sabor é a experiência mista de sensações olfativas, gustativas e táteis percebidas durante a degustação (Goretti, 2005);
- **Acidulante:** regula a doçura do açúcar, realça o paladar e baixa o pH da bebida, inibindo a proliferação de microrganismos. Todos os refrigerantes possuem pH ácido (2,7 a 3,5, de acordo com a bebida). Na escolha do acidulante, o fator mais importante é a capacidade de realçar o sabor em questão (Palha, 2005);
- **O ácido cítrico (INS1 330)** é obtido a partir do microrganismo *Aspergillus niger*, que transforma diretamente a glicose em ácido cítrico. Os refrigerantes de limão já o contêm na sua composição normal;
- **O ácido fosfórico (INS 338)** apresenta a maior acidez dentre todos aqueles utilizados em bebidas. É utilizado principalmente nos refrigerantes do tipo cola;
- **O ácido tartárico (INS 334)** é usado nos refrigerantes de sabor uva, por ser um dos seus componentes naturais;
- **Antioxidante:** previne a influência negativa do oxigênio na bebida. Aldeídos, ésteres e outros componentes do sabor são suscetíveis a oxidações pelo oxigênio do ar durante a estocagem. A luz solar e o calor aceleram as oxidações. Por isso, os refrigerantes nunca devem ser expostos ao sol. Os ácidos ascórbico e isoascórbico (INS 300) são muito usados para essa finalidade. Quando o primeiro é utilizado, não o é com o objetivo de conferir vitamina C ao refrigerante, e sim de servir unicamente como antioxidante;
- **Conservante:** os refrigerantes estão sujeitos à deterioração causada por leveduras, mofos e bactérias (microrganismos acidófilos ou ácido-tolerantes), provocando turvações e alterações no

sabor e odor. Os conservantes visam inibir o desenvolvimento desses microrganismos (Palha, 2005);

- **O ácido benzoico (INS 211)** atua praticamente contra todas as espécies de microrganismos. Sua ação máxima é em pH = 3. É barato e bem tolerado pelo organismo. Como esse ácido é pouco solúvel em água, é utilizado na forma de benzoato de sódio. O teor máximo permitido no Brasil é de 500 mg/100 mL de refrigerante (expresso em ácido benzoico);

- **O ácido sórbico (INS 202)**, obtido a partir do fruto da tramazeira (*Sorbus aucuparia*), é usado como sorbato de potássio e atua mais especificamente sobre bolores e leveduras. Sua ação máxima é em pH = 6. O teor máximo permitido é de 30 mg/100 mL (expresso em ácido sórbico livre);

- **Edulcorante:** é uma substância que confere sabor doce às bebidas no lugar da sacarose. As bebidas de baixa caloria (*diet*) seguem os padrões de identidade e qualidade das bebidas correspondentes, com exceção do teor calórico;

- **Dióxido de carbono:** a carbonatação dá "vida" ao produto e realça o paladar e a aparência da bebida. Sua ação refrescante está associada à solubilidade dos gases em líquidos, que diminui com o aumento da temperatura. Como o refrigerante é tomado gelado, sua temperatura aumenta do trajeto que vai da boca ao estômago. O aumento da temperatura e o meio ácido estomacal favorecem a eliminação do CO_2, e a sensação de frescor resulta da expansão desse gás, que é um processo endotérmico;

- **Corantes:** substâncias utilizadas para dar cor aos refrigerantes e alimentos em geral. São divididos em natural, orgânico sintético, artificial, orgânico sintético idêntico ao natural, inorgânico e o mais perigoso (e também o mais utilizado no Brasil: o caramelo (processo amônia) 4-metilimidazol. Conhecido também como "caramelo IV", é um corante extraído por meio do processo de caramelização e aquecimento de açúcar que, acumulado no organismo, em grande concentração (consumo em excesso) pode levar ao surgimento de câncer de pulmão, de esôfago e até mesmo leucemia, segundo estudo feito pelo Programa Nacional de Toxicologia, do governo dos Estados Unidos. **No Brasil, os refrigerantes contêm 66 vezes mais quantidade do 4-metilimidazol (4-MI), subproduto presente no corante caramelo IV, do que o que é vendido nos Estados Unidos, por exemplo. Apesar desse excesso, a Anvisa considera que as quantidades estão dentro do aceitável.**

Fontes:
CORANTE em bebida é 66 vezes maior no Brasil que nos EUA. **Estado de Minas**, 28 jun. 2012. Disponível em: https://www.em.com.br/app/noticia/tecnologia/2012/06/28/interna_tecnologia,303083/corante-em-bebida-e-66-vezes-maior-no-brasil-que-nos-eua.shtml. Acesso em: 30 out. 2020.

CORANTE presente em refrigerantes pode ser perigoso. **EBC - Empresa Brasil de Comunicação - Hospital Infantil Sabará**, 22 abr. 2015. Disponível em: https://memoria.ebc.com.br/infantil/para-pais/2015/04/corante-presente-em-refrigerantes-pode-ser-perigoso. Acesso em: 30 out. 2020.

CRUZ, N. A. et al. O efeito do corante caramelo IV em bebidas industrializadas. Unisepe: **Gestão em Foco**, Edição nº: 07/Ano: 2001, Amparo/SP, v. 1, n. 7. Disponível em: http://portal.unisepe.com.br/unifia/wp-content/uploads/sites/10001/2018/06/21corante_caramelo_iv.pdf. Acesso em: 30 out. 2020.

MACHADO, R. L. P. **Manual de Rotulagem de Alimentos**. Rio de Janeiro: Embrapa, 2015. Disponível em: https://ainfo.cnptia.embrapa.br/digital/bitstream/item/142308/1/DOC-119.pdf. Acesso em: 30 out. 2020.

Observando essa composição, fica fácil entender por que os refrigerantes fazem mal, principalmente nas quantidades a que têm sido consumidos.

Agora, no meio dessa composição, o grande destaque, o que faz toda a diferença, é o açúcar. Ou melhor: um dos grandes problemas, não é? Porque a obesidade não tem uma causa única, nem um vilão protagonista.

O açúcar comum, quimicamente conhecido como sacarose, ou alfa-D-glicopiranose, é uma droga altamente viciante e venenosa que faz parte não apenas dos refrigerantes, mas também de toda a nossa alimentação: em sua forma pura, ou como aditivo, na forma de amido (arroz, massas ou pão) e também nas frutas, no mel, sobremesas em geral, chocolates, balas, bolos, refrigerantes, molhos, sorvetes, iogurtes, bebidas energéticas ou alcoólicas, café, chá, na indústria farmacêutica, enfim... quase não existe alimento que não leva açúcar, de uma forma ou outra...

Atenção:

mesmo que no rótulo não haja a palavra "açúcar", ele pode estar escondido como néctar de agave, xarope de arroz marrom ou de frutose, dextrose ou suco de cana evaporado etc.

Nas quantidades adequadas, o açúcar não é um vilão, pelo contrário; transforma-se em glicose, que é a substância que dá energia ao nosso cérebro. E é uma energia de conversão rápida. O problema, como qualquer outro alimento, está no excesso. Ele pode causar:

Cáries nos dentes	Gota
Obesidade	Prisão de ventre
Diabetes	Diminuição da memória
Colesterol alto (dislipidemias)	Miopia
Gordura no fígado (esteatose hepática)	Trombose
Câncer	Acne
Gastrite	Envelhecimento da pele
Pressão alta	Baixa imunidade (e outros)

Em quantidades normais, o açúcar produz a glicose necessária ao funcionamento do nosso corpo. Aliás, não só do corpo humano, mas de praticamente todos os seres vivos do planeta. A maioria das células de todos os organismos queima glicose para produzir energia. É o combustível da vida na Terra.

O corpo humano é alimentado por carboidratos, gorduras e proteínas. O açúcar é um tipo de carboidrato contido naturalmente nos alimentos, mas também pode ser adicionado durante o seu processamento. Nós consumimos açúcar em diferentes formas, mas, no final, o nosso corpo transforma quase todo o açúcar que ingerimos em glicose. A glicose é o açúcar primário que nosso corpo utiliza para gerar energia.

COMO O CORPO
processa o açúcar

VOCÊ Sabia?

- Nosso corpo precisa de uma quantidade mínima de açúcar todos os dias para funcionar corretamente.
- A glicose é a única fonte de energia para o cérebro e para os eritrócitos.
- A corrente sanguínea humana contém, normalmente, em qualquer momento cerca de 5 g de glicose - o equivalente a apenas a uma colher de chá de açúcar.
- Todas as células de todos os organismos queimam a glicose para produzir energia.

1 Você consome açúcar.

2 Enzimas da saliva quebram o açúcar.

3 Sucos gástricos e intestino delgado trabalham em conjunto para converter a maioria das moléculas de açúcar em glicose.

4 A glicose é absorvida na corrente sanguínea.

5 A glicose em excesso no sangue estimula o pâncreas a produzir insulina.

6 A insulina transporta a glicose para as células para produzir energia.

7 Parte da glicose em excesso no sangue pode ser armazenada nos músculos e no fígado para uso posterior.

8 A glicose em excesso no sangue é armazenada como gordura.

- Açúcar
- Glicose
- Insulina
- Gordura

Se você considerar que quase tudo o que comemos e bebemos diariamente tem açúcar, fica fácil entender como se dá o excesso. E aqui tem um detalhe que faz toda a diferença: o açúcar é viciante, tanto quanto a cocaína, por exemplo. Mas claro que de uma maneira diferente, não é? O vício leva à compulsão, a querer mais, mais e mais. Isso acontece porque o açúcar afeta dois hormônios, a serotonina e a dopamina.

A serotonina atua no corpo inteiro: controla as emoções, as habilidades motoras (andar, manusear as coisas etc.), o processo digestivo, o fluxo e a coagulação do sangue, além do ritmo cardíaco; regula o humor, o sono, a temperatura do corpo; controla o apetite, aumenta ou diminui a libido; reduz o nível de agressividade etc.

Além de tudo isso, a serotonina atua no cérebro, como um neurotransmissor que estabelece comunicação entre as células nervosas. Quando baixa o nível de serotonina no cérebro, ficamos cansados, com fome, com vontade de comer doces, irritados (há estudos que mostram ligações com a tensão pré-menstrual e a enxaqueca), mal-humorados e deprimidos.

Quando o açúcar entra na corrente sanguínea, os níveis de glicose aumentam, estimulando o pâncreas a produzir e liberar insulina, hormônio que converte a glicose em energia e em reservas de gordura. A glicose eleva a serotonina, que age no centro do prazer e recompensa. Com isso, por alguns instantes, a gente se sente bem, o humor melhora, melhora a libido etc.

Isso acontece porque, segundo pesquisa realizada por cientistas da Universidade de Queensland, na Austrália, os efeitos do açúcar no cérebro são parecidos com o mecanismo responsável pelo vício em cocaína. E isso gera um ciclo vicioso, no qual nosso corpo "pede" pelo que foi capaz de desencadear aquela sensação de prazer momentânea.

A serotonina age acelerando as ligações entre os neurônios do centro de recompensas no cérebro, chamado de *nucleus accumbens*. Essa região controla o funcionamento da dopamina, outro neurotransmissor responsável pela sensação de prazer, o que reforça o efeito "droga" do açúcar.

Uma outra pesquisa, da Universidade de Princeton, nos Estados Unidos, comprovou que o açúcar provoca um vício com as mesmas características fisiológicas da dependência química provocada por outras drogas. Os pesquisadores desse estudo levaram ratos a um estado de euforia utilizando açúcar e, com a suspensão do alimento, observaram que os animais apresentaram tremores e outros efeitos de abstinência semelhantes aos de viciados em drogas.

Para encerrar a questão, pesquisadores das universidades de Princeton e Minnesota (também Estados Unidos) fizeram o seguinte teste: colocaram imagens de sorvetes para um grupo de pessoas enquanto mapeavam seus cérebros. O mapeamento revelou que a imagem de um sorvete provoca no cérebro do viciado em açúcar a mesma sensação de prazer que as imagens de um cachimbo de *crack* em dependentes.

No próximo capítulo, vamos falar sobre esse vício e como a obesidade afeta nosso cérebro e nossa psiquê.

Mantenha um estilo de vida saudável, incluindo boa alimentação, prática de exercício físico e cuidados com o bem-estar emocional. Ter um estilo de vida saudável e uma dieta equilibrada é fundamental para aumentar a nossa capacidade de autocura e, consequentemente, reduzir o risco de diversas doenças.

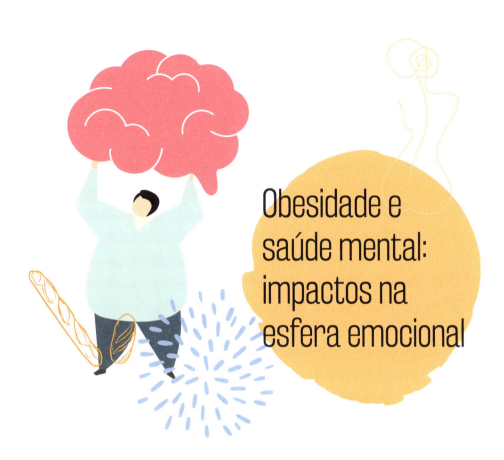

Obesidade e saúde mental: impactos na esfera emocional

Do ponto de vista de composição corporal, temos uma tendência peculiar a seguir modelos enraizados dos nossos pais. Se esse não for o caminho que quisermos seguir, teremos de ter consciência e identificar o exato momento em que essas atitudes estão se repetindo e mudar nossa mente. Só assim conseguiremos ser um novo ser e não apenas uma repetição dos outros.

Tudo o que estou falando, nos capítulos iniciais deste livro, serve para mostrar uma coisa: a pandemia de obesidade que assola o mundo é muito difícil de ser controlada.

Envolve indústrias bilionárias, meios de produção, modos de vida de bilhões de pessoas, cultura secular, milenar até... E chega ao requinte de afetar a nossa mente e até se transformar num vício.

Aliás, muito pior do que qualquer outra droga, porque as drogas são combatidas, e esse vício é cultuado.

A indústria alimentícia, com seus produtos "pseudo-fits", bebidas açucaradas, o excesso do uso de telas, promovendo ainda mais sedentarismo, associado a distúrbios do sono interligando todo o sistema, a indústria farmacêutica com seus doentes crônicos... como um parasita, a indústria farmacêutica não quer que seu "cliente/paciente" morra rápido; ela precisa de doentes crônicos que precisarão tomar suas medicações para se manterem vivos. Infelizmente, assim nos tornamos fantoches manipulados por essas indústrias bilionárias.

Hoje em dia, estar acima do peso é "normal", mais da metade da população brasileira está assim. Não é desse jeito que naturalmente se pode pensar? Estudos mostram que não percebemos isso, uma vez que acontece gradualmente; nos acostumamos a ver pessoas com sobrepeso. E esse "novo normal" gera um quadro perigosíssimo chamado contágio social: estamos mais propensos a ter sobrepeso se nossos amigos, parentes e vizinhos estão com sobrepeso. Passamos a enxergar isso como algo normal. Isso foi comprovado por um estudo realizado por pesquisadores da Universidade do Sul da Califórnia, nos Estados Unidos. Eles acompanharam famílias de militares americanos espalhados por 38 bases ao redor daquele país, incluindo municípios cujas taxas de obesidade da população estavam altas (entre 21% e 38%).

Entre os participantes havia 1.314 pais e 1.111 crianças. Segundo a equipe, esse perfil de participante foi escolhido porque militares não escolhem onde vão morar – portanto, não foi uma opção pessoal viver em áreas com maior nível de obesidade.

Os resultados apontaram que bases militares localizadas em regiões com maior taxa de obesidade tornavam as famílias mais propensas a ganharem peso. Além disso, os cientistas descobriram que cada aumento no percentual na taxa de obesidade poderia elevar o risco de os participantes ganharem peso: no caso de um dos pais, esse número crescia em 5%; para os filhos, especialmente os adolescentes, esse percentual aumentava entre 4% e 6%.

Isso mostra por que a obesidade é crescente. As causas vão muito além do que imaginamos. Segundo uma pesquisa do Ministério da Saúde, em 10 anos a prevalência da obesidade no Brasil aumentou em 60%, passando de 11,8% em 2006 para 18,9% em 2016. O excesso de peso também subiu de 42,6% para 53,8% no período pesquisado – reiterando que estar acima do peso é mais normal do que estar no peso ideal.

E a tendência é só aumentar porque não há um combate generalizado e abrangente. As pessoas continuam tocando suas vidas, comendo as mesmas comidas e em quantidades cada vez maiores... seus filhos seguem o mesmo caminho, e assim por diante.

Uns poucos (como você, espero) se preocupam com esse problema realmente, e se torna nosso dever contagiar mais pessoas para o bem, promovendo verdadeiras mudanças no estilo de vida.

Se você está lendo este livro, tenho certeza de que, ao menos uma vez, já começou uma dieta... e não terminou... será?

Se sim, você não está sozinho. Pesquisas mostram que 2 em cada 5 pessoas que se dispõem a fazer uma dieta desistem na primeira semana e apenas 20% ficam firmes por até 3 meses.

Podemos controlar o modo como o CÉREBRO AGE NAS NOSSAS DECISÕES.

Para isso, vou te dar três ótimas dicas que te ajudarão e muito a cumprir suas metas:

1. **Não se prenda aos pensamentos negativos** – procure sempre concentrar-se mais no lado bom do que no lado ruim. Não se puna por não conseguir cumprir algo. Ao pensar na derrota, seu cérebro vai acreditar nisso. Viva um dia após o outro e não se deixe abater pelo hoje. Amanhã é um novo dia!

2. **Não crie metas impossíveis** – temos limitações e sabemos aonde queremos e podemos chegar. Com metas pequenas, conseguimos a alegria e a realização de concluí-las e a motivação para alcançarmos metas maiores. Por exemplo: se em longo prazo você precisa eliminar 20 kg, pode "quebrar" essa meta em semanas ou meses.

3. **Foque nas atitudes, e não apenas no desejo de mudança.** Não é apenas "eu quero mudar", precisamos ser completos: "Eu quero mudar, mas quais atitudes eu preciso tomar para atingir o meu objetivo?". Acredite no que está fazendo – sua mente, sua fala e suas atitudes refletem aquilo que você é. Visualizar o futuro com as metas atingidas é um grande passo motivacional. Pense em todos os benefícios que a **melhora da qualidade de vida trará para você**.

Há vários estudos associando grau de humor, ansiedade e perturbação, uso de substâncias (drogas, até) e depressão crônica levando à compulsão alimentar e à obesidade. Apesar de não ser considerado um transtorno mental, não se pode negar que a obesidade envolve também perturbações comportamentais e emocionais relacionadas à alimentação e está intimamente ligada a comorbidades com transtornos psicológicos, como depressão, ansiedade, transtornos alimentares, além de distorção da imagem corporal e baixa autoestima.

O psiquiatra Gregory E. Simon, do Instituto de Pesquisa em Saúde de Washington, Estados Unidos, pesquisou 9.125 pessoas para avaliar as consequências psicológicas da obesidade. Os resultados indicaram que os obesos têm aproximadamente 25% mais probabilidades de apresentar depressão e ansiedade do que a população geral. Essa taxa aumenta para 44% na população branca e com maior grau de escolaridade. E concluiu que a obesidade e a depressão estão intimamente ligadas e ambas se retroalimentam. Ou seja: a depressão leva à obesidade, e a obesidade leva à depressão.

No meio médico, a ingestão descontrolada de grandes quantidades de alimentos é chamada de hiperfagia. A pessoa tem uma vontade irresistível de comer, mesmo sem sentir fome. As quantidades consumidas são grandes e, em geral, engolidas quase sem mastigar. Esse sintoma está associado a desordens do sistema nervoso central, como gangliocitoma, astrocitoma, síndrome de Kleine-Levin, síndrome de Fröhlich, mal de Parkinson, doença de Prader-Willi, bem como transtornos psiquiátricos, como ansiedade, depressão, bulimia e esquizofrenia, distúrbios do sono, hipoglicemia, doença de Graves e hipertireoidismo.

Um estudo sobre a hiperfagia com 18 pacientes obesos revelou que há múltiplos aspectos emocionais que levam a comer demais: em resposta a tensões emocionais inespecíficas; como gratificação substituta em reação a situações intoleráveis da vida; como sintoma de uma doença emocional subjacente, especialmente depressões e histeria; como um vício maligno na comida.

O psiquiatra norte-americano Walter W. Hamburger (olha que nome sugestivo, para um pesquisador dessa área) trata das diversas emoções que provocam aumento ou redução do apetite, levando à obesidade ou à magreza excessiva, e provocando diversas doenças, entre elas a hiperfagia ou a bulimia. "Por exemplo, quando uma pessoa está chateada ou tensa por qualquer motivo, isso se reflete em seu apetite. Amor e tristeza são particularmente conhecidos por seus efeitos perturbadores no apetite", cita o psiquiatra, lembrando que a raiva também pode interferir nesse contexto.

Outros aspectos psicológicos que podem levar à obesidade estão relacionados às doenças em geral. Por exemplo, a pessoa tem uma doença qualquer, fica deprimida e recusa-se a comer ou dispara a fazê-lo além da conta. O Dr. Walter Hamburger explica ainda que na doença ou na saúde há uma inter-relação psicológica íntima entre o apetite e o estado emocional da pessoa. E defende uma separação entre fome e apetite, para que se possa ter um entendimento real do que acontece na mente. "O estado emocional da pessoa reflete-se no seu apetite, aumentando-o ou diminuindo-o, como nos mostra a experiência universal do amor e da dor".

A ideia defendida pelos psicólogos é que a fome é a expressão fisiológica da necessidade do corpo por energia (comida): você sente o estômago roncar e quer qualquer alimento. Já o apetite é um desejo psicológico de comer. Às vezes você acabou de comer e já está com apetite novamente, geralmente por um "docinho", uma "bobagem"; você quer um alimento específico, e isso geralmente começa a sabotar seus resultados. A conclusão dos pesquisadores é que a fome leva ao apetite, mas o apetite também pode existir independentemente de ter fome ou não. E pior: pode ser estimulado por outros meios, principalmente de origem psicológica.

Em um estudo psiquiátrico detalhado, o Dr. Hamburger detectou o comer em excesso como resposta a várias situações: comer como resposta a tensões emocionais não específicas; comer como uma gratificação substituta para situações de vida insuportáveis; comer como um sintoma de doença emocional subjacente, especialmente a depressão e a histeria; comer em excesso como uma adição à comida: a tal da sobremesa. **Como o meu grande colega psiquiatra Augusto Cury resume: "As pessoas estão comendo suas emoções". Se estão tristes, comem; se estão amarguradas, comem; se estão felizes, comem. O alimento se tornou um prêmio de vitória ou consolação.**

Isso nos mostra que a questão é muito, mas muito mais complexa. A mente e o corpo formam um sistema único, e diversos mecanismos inconscientes estão presentes nessa ligação. Além de ser uma doença multifatorial, que envolve aspectos hereditários, metabólicos, ambientais, comportamentais, há o aspecto psicológico, que precisa ser levado em consideração.

Você pode estar utilizando o ato de comer como um mecanismo para aliviar suas ansiedades, referentes aos vários aspectos de suas vidas, como conflitos familiares, afetivos, sociais, sexuais e insatisfação com a própria imagem. **Tive e tenho muitos pacientes que passaram a vida toda se entupindo de comer e na verdade não era comida o que eles queriam. Por isso, sempre defendo a abordagem multidisciplinar da obesidade.**

Isso reforça o que eu sempre digo: se você não está conseguindo mudar seu estilo de vida sozinho, não se culpe! Procure ajuda profissional, que estará junto de você nesse processo. Ele vai analisar a origem do seu problema, o que precisa ser feito, vai orientar sobre a alimentação (ou te encaminhar para um nutricionista); se você está engordando ou tem dificuldade de perder peso, por estar somatizando algo, ele vai te encaminhar para um psicólogo, enfim... é o caminho correto, um olhar integrativo sobre você.

Quer ver um exemplo?

Se você é adepto dessas dietas milagrosas (vou falar sobre isso no próximo capítulo), geralmente de alguém famoso, você pode somatizar uma frustração. Porque o famoso, que vende essas dietas milagrosas (sim, ganha-se muito dinheiro com isso!), vai te falar: "Faz isso, faz aquilo, come isso, não come aquilo, porque eu mantenho esse meu belo corpo assim e você vai ficar igual a mim". Só que não...

Ele não diz que, para ficar com aquele corpo maravilhoso, existe por trás uma equipe multidisciplinar, composta por médicos, nutricionistas, *personal trainer*, além de anos de treinamento há mais que você, além de uma genética diferente da sua, disponibilidade de tempo diferente da sua, entre outros fatores... Aí você entra na dele, não vai conseguir atingir o mesmo corpo e vai se frustrar, e a frustração pode levar à compulsão alimentar e à hiperfagia.

Não esqueça que toda grande restrição corre um risco gigantesco de virar uma grande compulsão, além de outras doenças de origem psicológica.

É preciso muito cuidado, porque a internet potencializa esses riscos. As pessoas hoje têm contato fácil, principalmente por meio das redes sociais, com relatos de quem afirma ter tido sucesso ao seguir um regime ou tomar medicamentos, fórmulas, *shakes* etc. Gente que está ganhando dinheiro às custas do sofrimento alheio. Para ilustrar isso, vamos conhecer algumas das "dietas milagrosas" que existem por aí.

> Entre as dietas da lua, da Bíblia, do *shake*, da sonda, cetogênica, *low carb*, jejum intermitente, vegetariana, vegana, lute sempre por um estilo de vida "*low* tranqueira".

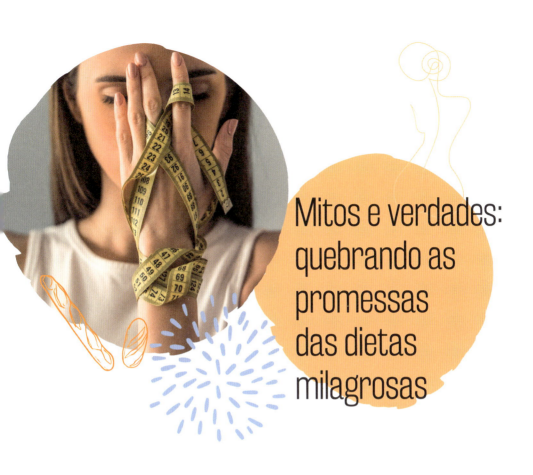

Mitos e verdades: quebrando as promessas das dietas milagrosas

Evito sempre utilizar a palavra "dieta" ou "regime". Elas carregam um peso e uma pergunta embutidos: "Quando vai acabar?". É preciso entender a dieta como uma mudança de hábito, um novo estilo de vida. Só tem data para começar.

Para o ser humano, comer é um ato que ultrapassa o meramente orgânico e físico, como é para os demais animais. As pessoas em geral comem o que não deveriam comer, nos horários errados e pelos motivos errados.

79

Os erros alimentares mais comuns são causados principalmente pela falta de educação nutricional, o que não é mais o seu caso, não é mesmo!? **(Isso você vai aprender AINDA MAIS A FUNDO e mudar sua vida no capítulo" Entendendo macro e micronutrientes").**

Esses maus hábitos alimentares engordam – não vou nem lembrar que também aumentam o risco de doenças como diabetes, pressão alta, problemas cardiovasculares e câncer. Sim, a obesidade é o segundo maior fator de risco para qualquer tipo de câncer – está atrás apenas do tabagismo.

Você segue uma dieta desregrada, que vem desde sua infância, e ao chegar à idade adulta agrega o estresse dos estudos, do trabalho e da vida moderna agitada, somando tudo isso às festinhas com comes e bebes, bolos, doces, os churrascos do fim de semana, os *fast foods* e as comidas industrializadas do dia a dia, além do sedentarismo. Afinal, com tudo isso você está cansado para fazer uma atividade física, e quando vê está acima do peso...

E agora? Quem poderá te salvar?!

O colega de trabalho, a vizinha, os amigos das redes sociais, todo mundo tem a solução na ponta da língua: faça um regime.

E cada um deles certamente terá um regime diferente para indicar, que funcionou com eles ou com algum conhecido. Esse regime foi inventado por um *influencer*, por alguém famoso, e vem promovendo uma verdadeira revolução, transformando gente obesa em esbelta do dia para a noite.

Vou te dar uma listinha aqui de algumas, só algumas, dessas dietas milagrosas.

Um exemplo é a chamada "dieta restritiva". Essa é a mais comum e volta e meia está nas paradas de sucesso, com variações e nomes diferentes. Isso porque a receita é simples: pare de comer. Se você procurar na internet, vai encontrar várias receitas de dieta restritiva.

Claro, você vai passar uma fome danada, ter fraqueza, exaustão, tonturas, perda de músculo, queda de cabelo (isso acontece porque, durante o processo de emagrecimento, se restringe a ingestão de macro e micronutrientes essenciais – vamos falar disso mais à frente) e até pode conseguir perder uns quilinhos nos primeiros dias. Mas não vai resolver nada...

Em um quadro inicial, fazer dieta com restrição calórica pode até fazer você perder peso em algum momento, porém uma grande restrição pode mexer muito com seus hormônios, como os hormônios tireoidianos e o cortisol, podendo deixar seu metabolismo mais lento e aumentar demais o desejo em consumir carboidratos, doces ou salgados.

QUEM NUNCA FEZ OU AO MENOS OUVIU FALAR DE ALGUÉM QUE TIVESSE FEITO UMA DIETA EXTREMAMENTE RESTRITIVA, SEM ACOMPANHAMENTO, E CHEGOU UMA HORA QUE, MESMO COMENDO MENOS DO QUE NO INÍCIO DA DIETA, PAROU DE EMAGRECER?!

Isso é muito comum e vou te explicar o porquê.

A grande responsável **é a tireoide**. O que ela faz é corrigir o metabolismo basal quando há uma queda da ingestão calórica muito abrupta. Ela entende que tem algo errado e ativa um mecanismo de defesa que reduz seu metabolismo basal para mantê-lo vivo.

Geralmente nesses casos há um aumento na formação de um hormônio chamado T3 reverso, uma fração inativa do hormônio T3 que é o grande acelerador do corpo.

Com a redução da sua TMB, mesmo comendo menos do que no início você não terá o resultado almejado. Pior: a restrição abrupta da quantidade calórica pode aumentar os níveis de cortisol. Você tende a ficar irritado nos primeiros dias, e esse aumento de cortisol é um prato cheio para desencadear momentos de hiperfagia, voltando àquilo que conversamos no capítulo anterior: toda grande restrição corre o risco de gerar uma grande compulsão.

Portanto, avaliar a TMB inicial é importantíssimo, porém a composição entre macro e micronutrientes na sua alimentação é essencial, já que não podemos nos esquecer dos nossos amados e vitais hormônios.

Agora vamos conhecer um pouco sobre as "DIETAS MILAGROSAS" TÃO FALADAS NA INTERNET, que nada têm a ver com bom senso e saúde.

- **Dieta da fruta:** você só come frutas o dia inteiro (algumas variações permitem chás sem açúcar ou adoçante). Promete secar até 8 kg em 10 dias. Depois dos 10 dias...;

- **Dieta da Bíblia:** recomenda comer apenas alimentos que são citados no Gênesis, capítulo 1, versículo 29. O que diz lá? Disse Deus: "Eis que dou a vocês todas as plantas que nascem em toda a terra e produzem sementes, e todas as árvores que dão frutos com sementes. Elas servirão de alimento para vocês". Isso quer dizer que você deve passar a só comer vegetais, e frutas com sementes;

- **Dieta Master Cleanse:** também conhecida no Brasil por dieta da limonada, é muito conhecida nos Estados Unidos, onde é utilizada por diversas celebridades hollywoodianas. Promete desintoxicar e "purificar" o organismo, levando a uma rápida perda de peso. São 10 dias tomando uma mistura de água, suco de limão, pimenta e xarope de bordo (*maple syrup*). E mais nada;

- **Dieta da solitária:** talvez seja a mais esdrúxula. Você talvez imagine que deva se trancar numa solitária e ficar lá até emagrecer. Pois não seria tão preocupante. A solitária em questão é um verme. Isso mesmo, a tênia. A ideia é que a tênia pode ajudar você a conseguir perder peso. Isso é uma coisa bestial. Isso vem do século XIX, quando "sementes" desses vermes eram vendidas em pequenos frascos para "diminuir sua cintura" (eca!);

- **Vigilantes do peso:** nele você é encorajado a comer muitas frutas e vegetais, e nada é proibido. Você se inscreve e segue seu plano de "*ProPontos*". Toda comida vale um número diferente de "pontos", os quais se somam a seu limite semanal. O seu limite vai depender de suas metas de saúde e perda de peso pessoais. Claro que para participar tem de comprar alguns de seus produtos. É um negócio;

- **Dieta do *piercing*:** deve ter alguma coisa a ver com a acupuntura. A recomendação é furar a cartilagem da orelha e colocar um *piercing*. Isso teoricamente iria suprimir o seu apetite;

- **Dieta do banho:** diz que, se você tomar banho várias vezes ao dia, todos os dias, vai perder peso. A teoria (completamente estapafúrdia) é que o sabonete penetra na pele e ataca e desintegra as células de gordura;

- **Dieta da Bela Adormecida:** essa é potencialmente perigosa. A recomendação é que se use algum sedativo, para permanecer dormindo por dias. Afinal, enquanto você dorme, você não come, então vai acordar magrinho;

- **Dieta 5:2:** tem sido uma das dietas milagrosas mais populares nos últimos anos, com diversas dicas *online* de como vencer a fome e receitas para os seus "dias de jejum". Você come normalmente por cinco dias e restringe-se nos outros dois dias na semana. Reduz a ingestão de calorias para apenas um quarto da quantidade diária habitual;

- **Dieta do algodão:** essa é muito ridícula! Diz que, se você comer bolas de algodão (e não é o algodão-doce, não), vai encher o seu estômago e perder o apetite;

- **Dieta da proteína:** uma das "dietas milagrosas" mais conhecidas e divulgadas pela mídia. Restringe drasticamente o consumo de carboidratos, privilegiando em seu lugar as proteínas e gorduras. A grande quantidade de proteínas na dieta sobrecarrega os rins em pacientes predispostos, portanto quem tem histórico de problemas renais deve evitá-la;

- **Dieta da USP:** apesar do nome, a universidade nega a autoria da dieta e, também, desestimula seu uso. Uma variação da dieta da proteína, a dieta da USP original (ou mesmo a tradicional dieta da USP) também restringe o consumo de carboidratos, estimulando o consumo de proteínas magras. Em alguns dias é permitido comer bolachinhas *cream cracker* no café da manhã, mas no geral também é uma das dietas milagrosas radicais;

- **Dieta da papinha de neném:** quatorze potinhos de comida de neném por dia. Sim, acredite se quiser, mas há quem siga essa dieta. Como o número de calorias é baixo, você até emagrece, mas também não consegue fazer a dieta por muito tempo. Já que foi desenvolvida para bebês, a papinha não contém todos os nutrientes de que um adulto necessita, tornando arriscada sua prática por muitos dias;

- **Dieta da melancia:** são sete dias comendo somente melancia, em todas as refeições. Se você conseguir chegar ao sétimo dia, pode comer normalmente na próxima semana, e repetir a dieta se necessário. Dentre todas as dietas milagrosas, essa é uma das piores, pois a quantidade de calorias e nutrientes é muito restrita, fazendo você se sentir cansado, indisposto e faminto. Além do que, novamente, você não está reeducando seus hábitos alimentares. Adivinha o que acontece com seu apetite após o sétimo dia de dieta?

- **Dieta da sonda:** muito popular nos Estados Unidos, também conhecida por dieta das noivas, consiste em utilizar, por 10 dias, um tubo de alimentação introduzido diretamente no nariz (igual ao utilizado em hospitais). O tubo fica acoplado a uma bolsa, que por sua vez contém uma formulação à base de proteínas. São somente 800 calorias por dia, ou seja, a perda de peso realmente acontece. Só pode ser feita com supervisão médica (nem me pergunte, porque não conheço ninguém que a tenha feito);

- **Dieta do vinagre:** essa dieta sugere que você acrescente até seis colheres de vinagre por dia ao seu cardápio. Pode ser diluído em um copo com água (duas colheres, três vezes ao dia) ou tomado antes das refeições. O excesso de vinagre pode irritar o esôfago e estômago, podendo causar gastrite e úlceras. Devido à sua elevada acidez, o vinagre pode corroer o esmalte dos dentes e retirar o cálcio dos ossos. Ou seja, não vale a pena arriscar.

Os nomes e objetivos são os mais variados e malucos possíveis, da dieta da lua às dietas rápidas, dos 8 dias, dos 15 dias, dos 20 dias, dos 30 dias e por aí afora... Poderia citar dezenas de outras aqui, que sempre prometem o mesmo efeito (emagrecer rápido) e apresentam os mesmos problemas: são genéricas, os resultados (se você conseguir algum) não são duradouros e acabam causando uma frustração que vai piorar a situação.

Estudos indicam que de 70% a 90% das pessoas que seguem modismos alimentares retornam ou ultrapassam seu peso inicial após o término da dieta. A maneira mais eficaz de emagrecer de forma saudável e para sempre é unir bons hábitos alimentares a atividade física frequente, que, além de acelerar a queima de gordura corporal, ajuda a manter o peso e a controlar fatores como dislipidemia e hipertensão.

Segundo a American Dietetic Association, uma dieta saudável visa à perda de 0,5 a 1 kg por semana, para facilitar a adesão ao tratamento e evitar prejuízos ao organismo. Para isso, fuja das dietas milagrosas que prometem a obtenção de resultados significativos em um curto espaço de tempo e eliminam ou recomendam o consumo de grupos alimentares específicos. Um organismo saudável precisa obter o equilíbrio entre todos os nutrientes, em especial todas as vitaminas e minerais.

Depois de **algumas semanas** de dieta, todas têm em comum o efeito sanfona: você emagrece, mas não consegue manter por muito tempo os quilos que perdeu. Em alguns casos, a grande restrição alimentar causa um comportamento alimentar compulsivo, levando você a ficar com mais peso ainda do que tinha no início.

Quando uma pessoa decide adotar uma alimentação balanceada, ela começa um processo de autoconhecimento e amadurecimento.

Ela vai descobrir do que gosta e do que não gosta e começar a dar importância para pequenas coisas da vida. Por isso, sempre recomendo: o fundamental é investir na reeducação de seus hábitos alimentares, o que leva a uma perda de peso gradual e saudável. **Em todas as esferas de sua vida: o conhecimento libertará!** Quando sua alimentação é predominantemente saudável, correta e balanceada, seu organismo responde de amplas formas. Seu humor melhora, seu sono passa a ser mais agradável, sua disposição é maior em relação a atividades e sua imunidade aumenta consideravelmente. O inverso também se aplica se sua alimentação não é balanceada; da mesma maneira o seu organismo dará sinais e sintomas de que, se você sozinho não está conseguindo mudar, não é vergonha nenhuma procurar ajuda – você não está sozinho nessa. Essa transformação pode ser difícil no início, mas existem meios pelos quais você poderá aprender a fazer a transição de forma mais branda, sem afetar seu equilíbrio emocional.

Se você me perguntar se eu desaprovo toda e qualquer dieta, vou te dizer que não é bem assim. Claro que, como eu já disse, não gosto muito dessa palavra, pois dietas têm dia para começar e acabar. Prefiro o conceito de reeducação e orientação alimentar; este, sim, só tem data para começar e cresce a cada vez que adquire mais conhecimento e autoconhecimento.

Inclusive, tem uma dieta, a chamada *low carb*, que é interessante e tem sido uma das mais procuradas nas clínicas. Diferentemente do que muitos pensam, essa dieta não proíbe o consumo de carboidratos. *Low* significa baixo, portanto a tradução correta seria uma dieta baixa em carboidratos, e não *no carb* ("sem carboidratos").

Sua base consiste em uma menor ingestão, fazendo uma redução gradativa no consumo, pois, quando retiramos de uma vez uma grande quantidade de carboidratos, especialmente os refinados, e mantemos o nosso corpo em um déficit calórico, estimulamos um novo processo chamado gliconeogênese, no qual a própria gordura corporal fica disponível como fonte de energia. Existem algumas variações da dieta, com diferentes restrições aos tipos de carboidratos que podem ser consumidos.

Como regra geral, a proteína (fornecida por carnes, ovos e queijos, por exemplo) torna-se o principal nutriente do plano alimentar além das folhas, vegetais e legumes. Como a dieta *low carb* diminui drasticamente um dos pilares da alimentação, ela pode ser seguida apenas por um período determinado, ou até que o objetivo seja alcançado; não é preciso virar uma religião ou partido político, como muitos defendem de forma ferrenha a *low carb*. O conceito mais importante deve ser o estilo de vida "*low* tranqueira", como já conversamos! Entupir-se de banha de porco, queijos e *bacon* não será nada agradável – equilíbrio sempre!

Após esse tempo, o carboidrato deve ser inserido aos poucos na rotina alimentar, até que chegue à quantidade ideal para a sua dieta, sempre com alguma atividade física. É muito importante que a reinserção de carboidratos na dieta seja feita gradualmente, assim como a retirada, para que o seu organismo se acostume aos poucos com a ingestão.

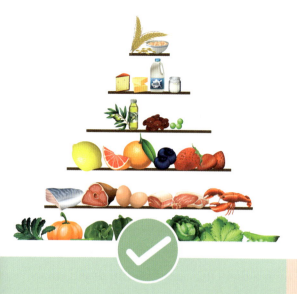

O que se pode comer na dieta LOW CARB?

✓ Durante o processo, o carboidrato natural dos cereais integrais (consumo muito moderado!) e das frutas (preferência sempre para aquelas de baixa carga glicêmica) deve ser privilegiado, além, claro, das verduras e dos legumes (cuidado com os tubérculos, já que eles têm bem mais carboidratos) que estão liberados. A gordura da dieta vem, em sua maioria, de castanhas, azeite de oliva e peixes. Os cortes de carne mais gordos são reduzidos para manter o equilíbrio e o déficit calórico – fator fundamental para o sucesso do emagrecimento.

✗ Doces, refrigerantes, suco de frutas (exceto limão, morango, acerola, maracujá – desde que puros, estão liberados na *low carb*), massas, alimentos processados e cerveja não são permitidos, ou seja, o maior corte de carboidratos na *low carb* são os refinados e ultraprocessados (tranqueiras), que estão mais ligados ao ganho de peso.

Mais uma vez: a *low carb* é apenas uma estratégia possível, não a única. A indicação médica geralmente é para pessoas que tenham maior necessidade de perda de peso ou portadoras de doenças como diabetes, esteatose (gordura no fígado), síndrome metabólica, dislipidemias e resistência à insulina. Os benefícios são maiores para esses indivíduos, visto que os níveis de gordura são monitorados de perto. Os diabéticos em particular, além do controle da taxa de glicose, devem consultar o médico para ajustes na medicação, principalmente a dose de insulina.

Vamos agora falar um pouco sobre os mitos, relacionados à perda de peso. São questões que chegam a mim ou pelo meu *site* e *blog* (https://drthiagoalcantara.com.br), pelo Facebook ou pelo Instagram.

Aponte seu celular para esses QR Codes que você vai direto para as minhas redes sociais. O da esquerda leva ao Face e o da direita, ao Instagram. Nesses canais, você encontrará muita informação sobre tudo o que estamos falando aqui e, se quiser, pode entrar em contato comigo.

10 MITOS

1 – Jejuar é a maneira mais fácil de perder peso.

O jejum intermitente é uma estratégia que pode ser muito benéfica se bem utilizada. Porém, o sucesso no seu resultado vai depender muito mais do que você come na janela em que irá se alimentar, concorda?

Por exemplo:

O Joãozinho fez jejum de 16 horas e, nas 8 horas que ele tinha para alimentar-se, comeu macarronada, parmegiana, hambúrguer, refrigerante e *sundae*. Te garanto que o Joãozinho não irá emagrecer com seu jejum intermitente.

2 – Dietas detox ajudam a emagrecer.

Não há nenhuma comprovação cientifica de que essas dietas ajudem a perder peso ou ter qualquer efeito de desintoxicação. A eliminação de toxinas acumuladas, de líquidos retidos e até mesmo de gordura corporal acontece, de forma saudável, por meio de hábitos alimentares equilibrados, nos quais prevaleça o consumo de legumes, verduras, frutas, grãos integrais, muita água e diminuição do consumo de carnes vermelha e lácteos.

3 – Usar óleo de coco aumenta a imunidade, ajuda no emagrecimento e na redução da gordura abdominal.

1 g de gordura = 9 kcal

1 g de carboidratos = 4 kcal

Com a moda do óleo de coco, as pessoas o passam no cabelo, o colocam no café, o utilizam para cozinhar, o ingerem antes do treino, é óleo de coco o dia todo. Sem dúvidas esse consumo excessivo poderá gerar um superávit calórico, comprometendo seus resultados.

4 – O chá de hibisco auxilia na perda de peso.

Essa planta (de nome científico *Hibiscus sabdariffa*) tem um efeito diurético, como muitos outros chás. A diurese pode levar a uma redução momentânea do peso total do corpo, por eliminar líquidos. Mas, como eu disse, é momentânea e pode inclusive ser perigosa, entende? Porque perder líquidos pode levar à desidratação, por exemplo. Então... melhor não... fuja desses "chás mágicos", afinal queremos emagrecer (perder gordura corporal), e não perder peso (desidratando igual a uma ameixa seca).

5 – Tomar café com óleo de coco aumenta a queima de gordura durante os exercícios físicos.

Olhe ele aí de novo. O óleo de coco tem quase 90% de gordura saturada. É aquela gordura que se solidifica à temperatura ambiente. Segundo estudos da American Heart Association e do Departamento de Agricultura dos Estados Unidos, a gordura saturada em excesso pode elevar o risco de desenvolver certas doenças.

O café tem prós e contras. Não vou me estender aqui, mas uma pesquisa realizada com 140 mil pessoas pela Escola de Saúde Pública da Universidade de Harvard mostrou que quatro doses diárias de café diminuem em até 11% o risco de insuficiência cardíaca, que é uma condição em que o coração não consegue bombear o sangue adequadamente para o corpo.

Por outro lado, é rico em cafeína, e há vários estudos que mostram que ela tem diversos efeitos deletérios sobre nosso organismo: de aumento da pressão sanguínea a insônia, indigestão, azia e dores estomacais, diminuição na fertilidade, riscos de aborto etc.

> Portanto, mais uma vez, cuidado com os excessos.

6 – Limão, salsão, maçã, alface, brócolis, repolho etc. são alimentos que emagrecem.

Não existe alimento que emagreça. Vaca come capim e engorda. Todos os alimentos têm macro e micronutrientes (vamos falar disso no próximo capítulo) e, dependendo da **quantidade** em que você ingerir, vão ter um efeito bom ou ruim para o seu organismo. Se fizer um regime comendo só esses alimentos, com certeza vai emagrecer, porque eles não têm as calorias necessárias para manter seu corpo em funcionamento, mas vai ter outros problemas de saúde, além da perda de massa muscular – afinal, que músculo sobrevive em um organismo apenas com limão, salsão, maçã, brócolis e repolho? Agora, sem dúvidas, esses alimentos associados a outros, como as proteínas, podem ser muito benéficos.

7 – Vinho tinto previne doenças cardíacas.

Na casca da uva há uma substância chamada resveratrol. O resveratrol é um antioxidante que pode ser utilizado para prevenir doenças do coração, baixar o colesterol LDL, reduzir inflamações crônicas e o risco de desenvolvimento de Alzheimer, além de ajudar na perda de peso. Mas o vinho só é benéfico até um consumo semanal de 500 mL de tinto seco. Se excedermos essa quantidade (o que mais vejo por aí), o que era benefício começará a se tornar um malefício.

O resveratrol pode ser encontrado, também, em plantas como as frutas vermelhas, o amendoim, o mirtilo (ou *blueberry*, em inglês), o chocolate amargo, o cacau em pó. Não é preciso nem repetir que os malefícios e benefícios dependem da quantidade ingerida.

8 – Os exercícios precisam ser intensos e prolongados para surtir efeito.

Esse é um mito clássico. Fazer atividade física intensa e não cuidar da alimentação no máximo o tornará um gordinho com condicionamento físico.

Segue esse raciocínio comigo: um hambúrguer simples (apenas pão de hambúrguer, carne e queijo) tem 560 kcal. Para gastar 560 kcal, em geral você terá de correr 1 hora na esteira a 70% do seu VO_2 máximo por 1 hora. Um hambúrguer você comerá em 3 a 5 minutos, então, mais do que se matar na academia, devemos controlar a quantidade e a qualidade do alimento que ingerimos.

Um porém: exercícios físicos, principalmente os intensos, sem a devida orientação profissional, podem ser perigosos para a saúde.

9 – Cerveja puro malte não engorda.

Sem dúvidas as cervejas puro malte têm menos carboidratos que as cervejas tradicionais. **Porém, do ponto de vista nutricional, 1 *long neck* de cerveja puro malte tem 50% a mais de kcal, a mesma quantidade de carboidratos que 1 colher de sopa de Nutella – e a Nutella você come com culpa.** Pior, dificilmente se bebe somente 1 *long neck*, não é mesmo?

10 – Comer à noite engorda.

Não é a hora que você come que determina se você vai engordar ou não. O que determina é a quantidade de calorias ingeridas. Calorias em excesso, além das necessidades de seu organismo, vão levá-lo a um aumento de peso, não importa se pela manhã, à tarde ou à noite. O que acontece é que geralmente à noite você janta, depois toma uma vitamina, um copo de leite com achocolatado, doces, balas, pipoca, salgadinhos, aí se senta no sofá para assistir à sua série favorita, continua comendo bobagens e depois vai dormir. Qual é o resultado? Comer à noite engorda, não é?

Nenhuma dieta da moda vai resolver seu problema.
Porque ela tem prazo de validade, portanto, data para acabar.
Somos todos diferentes, cada um tem seus objetivos,
gostos e rotinas; nem sempre o que funciona para um funciona
para todos. É preciso entender a dieta como uma mudança
de hábito, um novo estilo de vida, sem prazo determinado.
É PARA SEMPRE.

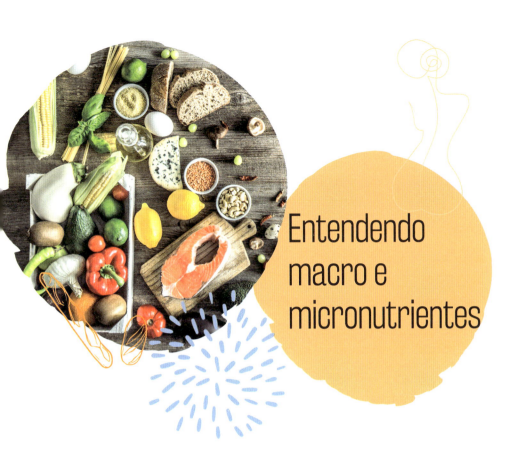

Entendendo macro e micronutrientes

*Não devemos ter o pensamento simplista de calorias dos alimentos.
A quantidade de nutrientes que devemos ingerir depende de nossa idade, peso corporal, nível de atividade física e condição geral de saúde.*

Quando o assunto é alimentação saudável, a tendência é a gente se lembrar de quê?

Das "famosas" calorias, não é mesmo?

As calorias são apenas um dos tipos de medida para você saber o quanto de energia o alimento oferece a nosso organismo. Sabendo quanta energia tem cada alimento, fica mais fácil balancear a alimentação. E você vai ver que dieta balanceada é a chave para resolver todos os nossos problemas relacionados ao peso.

A ideia geral é que, se consumimos mais calorias do que gastamos, esse excesso é armazenado em forma de gordura. Ou seja, engordamos. Se comemos a mesma quantidade de calorias que queimamos, mantemos o peso corporal. Já se ingerirmos menos do que o corpo precisa, emagreceremos, pois o organismo retira a energia do seu estoque: a gordura.

Porém, não é tão simples. Nosso corpo não vai funcionar exatamente assim porque, além das calorias, temos de pensar nos macro e micronutrientes para um adequado funcionamento hormonal, que regerá a nossa orquestra chamada fisiologia humana.

É preciso, então, conhecer mais detalhadamente o processo e os ingredientes essenciais para o funcionamento do organismo, fornecendo energia, servindo como matéria-prima, mantendo e reparando partes do corpo, sustentando o crescimento, controlando o processo de envelhecimento e assim por diante.

A palavra que define isso é "nutriente", do latim *nutriens*, que significa "alimentar".

Alimentação é um conjunto que envolve os hábitos do nosso "comer e beber" diário. E é aqui que mora o perigo. Geralmente nos alimentamos sem nos preocuparmos com a nutrição. Comemos sem fome, por questões psicológicas e tantas outras razões. E isso não quer dizer que você está se nutrindo. Nutrir é abastecer o nosso organismo com os carboidratos, proteínas, vitaminas e todos os componentes que vão dar a ele a energia necessária para todo o seu funcionamento.

Desculpe se estou sendo um pouco didático neste início de capítulo, mas é que quero que você entenda que alimentar-se não é sinônimo de nutrir-se. Você pode comer um monte de coisas, engordar e sofrer de deficiências nutricionais graves. Tenho pacientes obesos e anêmicos simultaneamente, por exemplo.

> **Se você deseja mudar seus hábitos alimentares, e o fato de estar lendo este livro me diz que sim, precisa entender essas diferenças, para que mesmo fazendo uma restrição calórica você fique sempre bem nutrido. A alimentação é uma das chaves do sucesso para uma vida mais saudável, por isso é preciso estar por dentro do assunto para fazer boas escolhas.**

Dito isso, vamos compreender a questão dos nutrientes. Estes são divididos em dois grupos: os macro e os micro. Macro é sinônimo de grande, e isso quer dizer que são alimentos de que precisamos em maior quantidade porque fornecem energia e força para o nosso corpo se manter ativo e saudável. São indispensáveis para podermos viver e repor as energias gastas durante o cotidiano. Por exemplo: água, proteínas, lipídios e carboidratos.

Macronutrientes

Os **carboidratos** são uma das principais fontes para a produção de energia de nosso corpo, responsáveis por diversas funções do metabolismo. Portanto, apesar de muito se falar contra, a falta de carboidratos no organismo pode causar prejuízos ao sistema nervoso central, cérebro, medula óssea, nervos periféricos e glóbulos vermelhos. Esse macronutriente é encontrado em abundância na maior parte dos alimentos, como grãos, vegetais e açúcares, pão, arroz, milho e massas em geral.

Ainda dentro do grupo dos carboidratos temos a **frutose**, presente na maioria das frutas e no mel. Sua principal função é fornecer energia para o corpo humano.

Claro que alimentos ricos em carboidratos podem ser consumidos, mas com cautela, principalmente por pessoas com diabetes ou com histórico familiar da doença. E, mesmo que você seja saudável, deve evitar o consumo excessivo ou desregulado. Nosso corpo precisa de glicose para gerar energia. Batata, arroz, cereais integrais, frutas, feijão, por exemplo, são grandes fontes de carboidrato. Entretanto, com equilíbrio, esses alimentos podem estar presentes em seu dia a dia, pois possuem importantes fontes de micronutrientes para o corpo.

Apesar de temidas pela associação com o peso excessivo, as **gorduras** são essenciais para o organismo, por serem fonte de energia e terem a função de transportar nutrientes. Além disso, protegem os órgãos contra lesões, ajudam a manter a temperatura do corpo, a absorver algumas vitaminas, a dar sensação de saciedade e tantos outros benefícios.

Agora, as gorduras não são todas iguais. Existe a gordura boa, que é essencial para o bom funcionamento do corpo, e a ruim. É preciso saber diferenciá-las e reconhecer quais são as suas fontes, ou seja, onde encontrá-las.

Para complicar, a gordura boa ainda é dividida em monoinsaturadas e poli-insaturadas.

A gordura **monoinsaturada** ajuda a reduzir os triglicerídeos e o colesterol sanguíneo, elevando o colesterol bom. Ela também é ótima aliada na manutenção celular, no desenvolvimento cerebral e na resistência ao aquecimento quando falamos de células.

As **poli-insaturadas** são bastante ricas em ômegas 3 e 6, o que auxilia diretamente na proteção ao coração e na redução de risco de doenças inflamatórias e de alguns tipos de câncer, como o de próstata.

A gordura saturada pode ser consumida em quantidade moderada, diferente da gordura trans, que é um verdadeiro veneno para a nossa saúde.

Elas estão presentes em alimentos de origem animal, como aves, carne vermelha e produtos lácteos, como óleos hidrogenados, margarina, creme de leite, iogurte e azeite de dendê, *bacon*, produtos panificados, biscoitos recheados e tantos outros que muita gente consome sem se preocupar com a quantidade e periodicidade.

OS DIFERENTES
tipos de gordura

Os ácidos graxos, que são os principais elementos das gorduras, na verdade são longas cadeias de átomos de carbono e hidrogênio. Os ácidos graxos essenciais são aqueles necessários ao corpo humano e somente podem ser obtidos pela comida.
Algumas gorduras oferecem perigo à saúde.

GORDURA
Não saturada

As chamadas gorduras do bem podem ser encontradas em nozes, azeites de oliva extra-virgem, abacate e algumas verduras. A estrutura molecular da gordura não saturada faz com que ela possua poucas calorias comparada com outras gorduras.

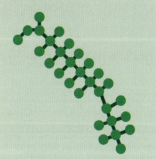

A estrutura molecular da gordura não saturada mostra espaços disponíveis para que átomos de hidrogênio possam se ligar.

GORDURA
Saturada

Essas gorduras são encontradas em sua grande maioria em produção de origem animal. Médicos e nutricionistas recomendam um consumo moderado para manter uma vida saudável.

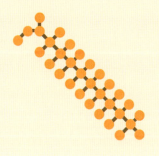

Na molécula de gordura saturada, todo o espaço está saturado de moléculas de hidrogênio.

GORDURA
Trans

Gordura trans na verdade é a gordura não saturada (ou seja, boa), porém foi parcialmente modificada, saturada com hidrogênio, para aumentar sua validade. Infelizmente, essas gorduras trans elevam o colesterol ruim e devem ser evitadas.

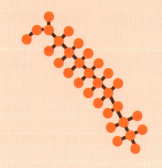

Estrutura molecular da gordura trans.

Fontes: UC-Clermont College: Alliance for a Healthier Generation: Dreamstime

As **proteínas** encontradas no tecido muscular, ossos e sangue são de vital importância para o funcionamento saudável do organismo e têm diversas funções, como a formação de anticorpos, hormônios e enzimas, o crescimento, a construção e reparação dos tecidos, e estão presentes também na constituição das células. Elas fazem parte, ainda, da composição dos anticorpos do sistema imunológico.

As proteínas possuem função estrutural no organismo e são fabricadas a partir de somente 20 aminoácidos distintos. Esse macronutriente é composto por grupos de 100 ou mais aminoácidos, que podem se repetir entre si.

Em conjunto, são responsáveis por formar os hormônios, as enzimas, os anticorpos e os componentes estruturais das células. Além disso, atuam na restauração de proteínas corpóreas, constroem novos tecidos, contribuem com vários fluidos corpóreos (leite materno, esperma e muco) e representam uma fonte de energia.

Existem as proteínas de alto valor biológico (AVB), que têm em sua composição os aminoácidos essenciais para o corpo e em proporções adequadas. É uma proteína completa que você encontra na carne, no peixe, nas aves e nos ovos.

Já as proteínas de baixo valor biológico (BVB), que não possuem em sua composição os aminoácidos essenciais em proporções adequadas, são incompletas; estão presentes em cereais integrais e leguminosas (feijão, lentilha, ervilha, grão-de-bico etc.).

E há, ainda, as chamadas "proteínas de referência", que têm todos os aminoácidos essenciais em maior quantidade, encontradas em alimentos como ovo, leite humano e leite de vaca.

As principais fontes desse macronutriente são:
- **Origem animal:** leite integral, queijos, carnes, aves, peixes, ovos, entre outros;
- **Origem vegetal:** ervilha, soja, feijão, grão-de-bico, sementes, abacate, nozes, chocolate, coco, castanhas, entre outros.

Basicamente, esses são os macronutrientes de que nosso corpo precisa em grandes quantidades.

Micronutrientes

Como o próprio nome sugere, são aqueles que precisamos ingerir em pequenas quantidades. Mas não se engane e pense que pode simplesmente eliminar essas substâncias da dieta, porque são essenciais para o seu organismo e devem sempre estar presentes na quantidade diária adequada.

As **vitaminas** são essenciais para a realização das atividades vitais do corpo. Podem ser encontradas na maioria dos alimentos, sendo compostos orgânicos que não podem ser produzidos pelo nosso organismo. Por isso, precisamos consumir alimentos como frutas, verduras, legumes, carne, leite, ovos, que vão ajudar a suprir essa necessidade.

Elas são classificadas como hidrossolúveis (em água) e lipossolúveis (em gordura ou lipídios). Nosso corpo precisa de 13 vitaminas, quatro lipossolúveis (A, D, E e K) e nove hidrossolúveis (as oito vitaminas do complexo B e a vitamina C). Mas há ainda as provitaminas, substâncias a partir das quais o organismo é capaz de sintetizar vitaminas. Por exemplo: carotenos (provitamina A) e esteróis (provitamina D).

Como são muitas, para não ficar muito maçante, vou dar uma pincelada aqui para você.

Vitaminas lipossolúveis

Vitamina A (retinol/betacaroteno)

Funções: crescimento e desenvolvimento dos tecidos; ação antioxidante; funções reprodutivas; integridade dos epitélios; importante para a visão.

Onde encontrar: fígado, rim, nata, manteiga, leite integral, gema de ovo, queijo e peixes oleosos. Presentes na cenoura, abobrinha, batata-doce, manga, melão, mamão, pimentão vermelho, brócolis, agrião, espinafre.

Se faltar, causa: alterações na pele, insônia, acne, pele seca com descamações, diminuição do paladar e apetite, cegueira noturna, úlceras na córnea, perda de apetite, inibição do crescimento, fadiga, anormalidades ósseas, perda de peso, aumento da incidência de infecções.

Em excesso: dores nas articulações, afinamento de ossos longos, perda de cabelo, hipertensão e icterícia.

Vitamina D (também chamada de hormônio D)

Está presente em alguns alimentos. Ao contrário de outras vitaminas, nosso corpo consegue produzi-la através da exposição ao sol, por isso também pode ser chamada de hormônio D.

Funções: controla mais de 2 mil funções no corpo humano, desde manutenção da massa óssea até estabilização do humor e melhora da imunidade.

Onde encontrar: leite e derivados, peixes gordos, ovos, levedo de cerveja.

Se faltar, causa: anormalidades ósseas, raquitismo, osteomalácia e diversas outras alterações, devido à enorme gama de disfunções – **de depressão a doenças autoimunes**.

Em excesso: hipercalemia, dor óssea, enfraquecimento, falhas no desenvolvimento, aumento no depósito de cálcio nos rins.

Vitamina E (tocoferol)

Funções: ação antioxidante; protege as células dos danos provocados pelos radicais livres, auxiliando na prevenção de doenças cardiovasculares e em alguns tipos de câncer.

Onde encontrar: óleos vegetais, nozes, amêndoas, avelã, gérmen de trigo, abacate, aveia, batata-doce, vegetais verde-escuros.

Se faltar, causa: anemia hemolítica, distúrbios neurológicos, neuropatia periférica e miopatia esquelética.

Em excesso: não existe toxicidade conhecida.

Vitamina K

Funções: catalisar a síntese dos fatores de coagulação do sangue no fígado; produção de protrombina, que combina com o cálcio para ajudar a produzir o efeito coagulante, além de ser necessária na manutenção da saúde dos ossos.

Onde encontrar: vegetais verdes folhosos, fígado, feijão, ervilha e cenoura.

Se faltar, causa: tendência a hemorragias.

Em excesso: dispneia, distúrbios de hipercoagulabilidade, hiperbilirrubinemia.

Vitaminas hidrossolúveis

Vitamina C

Funções: antioxidante, cicatrizante, atua no crescimento e na manutenção dos tecidos corporais, incluindo matriz óssea, cartilagem, colágeno e tecido conjuntivo.

Onde encontrar: frutas cítricas, frutas vermelhas, maçã, tomate, batata-inglesa, batata-doce, repolho, brócolis. As frutas exóticas também são excelentes fontes de vitamina C.

Se faltar, causa: escorbuto. Pontos hemorrágicos na pele e nos ossos, capilares fracos, articulações frágeis, dificuldade de cicatrização de feridas, sangramento de gengivas.

Em excesso: pode causar aumento na formação de cálculos renais.

Vitaminas do complexo B

As vitaminas do complexo B compreendem oito vitaminas, são elas:

Tiamina (B1)

Funções: liberação de energia dos carboidratos, gorduras e álcool.

Onde encontrar: gérmen de trigo, ervilha, levedura, amendoim, fígado, batata, carne de porco e vaca, fígado, grãos, leguminosas.

Se faltar, causa: beribéri (dor e paralisia das extremidades, alterações cardiovasculares e edema), anorexia, indigestão, constipação, atonia gástrica, secreção insuficiente de ácido clorídrico, fadiga, apatia geral, enfraquecimento do músculo cardíaco, edema, insuficiência cardíaca e dor crônica no sistema musculoesquelético.

Em excesso: pode interferir na absorção de outras vitaminas do complexo B.

Riboflavina (B2)

Funções: disponibiliza a energia dos alimentos; crescimento em crianças; restauração e manutenção dos tecidos.

Onde encontrar: iogurte, leite, queijo, fígado, rim, coração, gérmen de trigo, grãos, peixes oleosos, levedura, ovos, siri, amêndoas, semente de abóbora, vegetais.

Se faltar, causa: queilose (rachaduras nos cantos da boca), glossite (edema e vermelhidão da língua), visão turva, fotofobia, descamação da pele, dermatite seborreica.

Em excesso: não existe toxicidade conhecida.

Niacina (B3)

Funções: necessária para a produção de energia nas células, desempenha papel nas ações das enzimas no metabolismo dos ácidos graxos, respiração dos tecidos e eliminação de toxinas.

Onde encontrar: carnes magras, fígado, peixes oleosos, amendoim, leite, queijo cogumelo, ervilha, vegetais folhosos verdes, ovos, alcachofra, batata, aspargos.

Se faltar, causa: fraqueza, pelagra, anorexia, indigestão, erupções na pele, confusão mental, apatia, desorientação, neurite.

Em excesso: lesões no fígado (doses acima de 2 g/dia) e rubor cutâneo, conhecido também como *rash*.

Ácido pantotênico (B5)
Funções: transformação da energia de gorduras, proteínas e carboidratos em substâncias essenciais, como hormônios e ácidos graxos.
Onde encontrar: fígado, rim, gema do ovo, leite, gérmen de trigo, amendoim, nozes, cereais integrais, abacate.
Se faltar, causa: doenças neurológicas, cefaleia, cãibras e náuseas.
Em excesso: diarreia, náuseas e azia.

Piridoxina (B6)
Funções: desempenha papel no sistema nervoso central, no metabolismo dos lipídios, na estrutura da fosforilase e no transporte de aminoácidos através da membrana celular.
Onde encontrar: gérmen de trigo, batata, banana, vegetais crucíferos, castanhas, nozes, peixe, abacate, semente de gergelim.
Se faltar, causa: anomalias do sistema nervoso central, desordens da pele, anemia, irritabilidade e convulsões.
Em excesso: ataxia, neuropatia sensorial e acne.

Biotina (B7 ou H)
Funções: produção de energia através dos alimentos, síntese de gorduras, excreção dos resíduos de proteínas, além de importante função na síntese de unhas e fâneros (cabelos e pelos).
Onde encontrar: gema de ovo, fígado, rim, coração, tomate, levedura, aveia, feijão, soja, nozes, alcachofra, ervilha e cogumelo.
Se faltar, causa: queda de cabelo, unhas fracas e pele seca.
Em excesso: acne e alterações tireoidianas.

Folato (B9) – ácido fólico

Funções: atua como coenzima no metabolismo dos carboidratos; mantém a função do sistema imunológico, juntamente com a vitamina B12; está presente na síntese de DNA e RNA, além de participar da formação e maturação de células do sangue.

Onde encontrar: vegetais folhosos verdes, fígado, beterraba, gérmen de trigo, cereais vitaminados, nozes, amendoim, grãos, leguminosas.

Se faltar, causa: anemia megaloblástica, lesões de mucosas, malformação do tubo neural, problemas de crescimento, transtornos gastrointestinais, alterações na morfologia nuclear celular.

Em excesso: pode ocultar sintomas de deficiência de vitamina B12.

Cobalamina (B12)

Funções: atua como coenzima no metabolismo dos aminoácidos e na formação da porção heme da hemoglobina; essencial para a síntese de DNA e RNA; participa da formação de células vermelhas do sangue.

Onde encontrar: alimentos de origem animal, fígado, rim, carne magra, leite, ovos, queijo, leveduras.

Se faltar, causa: anemia perniciosa, anemia megaloblástica, distúrbios gastrointestinais, distúrbios neurológicos centrais e periféricos.

Em excesso: aumento na oleosidade da pele e erupções cutâneas do tipo acne.

Como você viu, sem as vitaminas necessárias, nosso corpo pode enfrentar uma série de problemas, que vão desde alterações na pele, anemia, retardo no crescimento, até problemas neurológicos e imunológicos.

A quantidade de vitaminas a serem ingeridas vai depender do perfil e estado nutricional de cada pessoa. Doentes, crianças em fase de crescimento, grávidas e atletas, normalmente, precisam de uma quantidade maior. Em muitos casos pode ser necessário o uso de suplementos.

Mas lembre-se sempre: a prescrição de suplementos alimentares deve ser baseada em sua história clínica e exames laboratoriais, pois só assim conseguiremos recomendar a dose ideal para suas necessidades. Nada de tomar por conta própria, porque "acha que é bom". Até porque o excesso, na maioria das vitaminas, também pode causar problemas, como vimos em alguns destes exemplos que citei.

Os **minerais** são substâncias que fazem parte do tecido duro do organismo (ossos e dentes) e possuem função reguladora. Por serem estruturas grandes, necessitam ser quebradas em partes menores para que sejam absorvidas pelo organismo. Sua digestão ocorre no intestino, dissociando-se nas suas unidades básicas: açúcares dos carboidratos, ácidos graxos e glicerol das gorduras e aminoácidos das proteínas.

A OMS reconhece 21 minerais como essenciais para o bom funcionamento de nosso organismo:

Cálcio: essencial para a vida humana, para a liberação de neurotransmissores no cérebro e para auxiliar o sistema nervoso. Mantém ossos e dentes fortes, ajuda a metabolizar o ferro e é necessário para o bom funcionamento do coração.
Você o encontra em: brócolis e vegetais verde-escuros, leite e derivados, tofu, salmão e gergelim.

Magnésio: necessário para a atividade hormonal do organismo e para a contração e o relaxamento dos músculos, incluindo o coração. Sua deficiência pode produzir hiperatividade nas crianças, além de arritmias cardíacas. Câimbras podem ser um sinal de sua carência.
Você o encontra em: arroz integral, levedura de cerveja, chocolate amargo, cereais integrais.

Zinco: necessário para a fertilidade do homem e para o armazenamento de insulina. Protege do sistema imunológico e combate infecções virais, como gripes e herpes.
Você o encontra em: cogumelos, ostras, sardinha e atum, ovos e levedura de cerveja.

Cobre: ajuda na absorção do ferro e zinco, necessário para a produção de energia, antioxidante e regulador do colesterol.
Você o encontra em: abacate, leguminosas e cereais integrais.

Iodo: ajuda na proteção contra os efeitos tóxicos dos materiais radioativos, previne o bócio, estimula a produção de hormônios da glândula tireoide, queima gorduras em excesso e protege pele, cabelo e unhas.
Você o encontra em: peixe, abacaxi e algas marinhas.

Potássio: necessário para o funcionamento de nervos e músculos e regulador da pressão arterial. A sudorese é uma das causas de perda de potássio, assim como a diarreia crônica e os diuréticos.
Você o encontra em: banana, melaço e abacate.

Manganês: necessário para o bom funcionamento do cérebro, atua nos problemas de memória, concentração e irritabilidade. Também

é essencial no combate a problemas de pele. Esse mineral é antioxidante e necessário no tratamento da artrite.
Você o encontra em: nozes, hortaliças e leguminosas.

Molibdênio: necessário para a produção de ácido úrico, ajuda a prevenir a impotência sexual e previne a anemia, pois é necessário para o metabolismo do ferro.
Você o encontra em: ovos, farelo e cereais integrais.

Selênio: antioxidante, protege o sistema imunológico, melhora o funcionamento do fígado, mantém pele e cabelo saudáveis e protege a glândula tireoide.
Você o encontra em: gérmen de trigo, atum, brócolis e castanha-do-pará.

Vanádio: ajuda a retardar a formação de colesterol, a reduzir os níveis de açúcar no sangue, a reduzir a pressão arterial e previne doenças cardíacas.
Você o encontra em: rabanetes, lagosta e salsa.

Ferro: necessário para a produção de hemoglobina e certas enzimas, aumenta as defesas do organismo. É essencial para o fornecimento de oxigênio às células e deve ser consumido em maior quantidade pelas mulheres, uma vez que elas perdem o dobro de ferro que os homens. Sua carência predispõe a fadiga crônica.
Você o encontra em: feijões, beterraba, lentilha e marisco.

Fósforo: está presente em todas as membranas celulares, integra a estrutura dos ossos e dentes, participa ativamente do metabolismo dos glicídios e atua na contração muscular.
Você o encontra em: carnes, peixes, leguminosas, leite e derivados.

Enxofre: possui ação anti-inflamatória, além de ser antioxidante, combate os radicais livres e ainda aumenta a defesa do corpo contra agentes invasores.
Você o encontra em: carne, peixe, ovos, feijão, castanhas, leite e derivados.

Sódio: ajuda o organismo a manter um equilíbrio hídrico normal, desempenha um papel importante na função de nervos e músculos.
Você o encontra em: sal de cozinha (cloreto de sódio), carnes, ovos, peixes, enlatados, determinados queijos, águas gaseificadas.

Cloro: encontrado no líquido extracelular, age com o sódio e ajuda no equilíbrio dos líquidos do corpo e na manutenção do pH. É um dos componentes do ácido clorídrico do estômago.
Você o encontra em: sal de cozinha (cloreto de sódio), pescado marinho.

Cobalto: contribui para o funcionamento de todas as células, especialmente as da medula óssea, do sistema nervoso e gastrintestinal.
Você o encontra em: vísceras, aves, mariscos, leite e derivados.

Crómio: é essencial ao funcionamento do nosso organismo e pode ser obtido pela alimentação. Tem a capacidade de manter estáveis os níveis de açúcar na corrente sanguínea, atua sobre os receptores de insulina, potenciando o seu efeito, e estimula a captação de glicose e aminoácidos pelas células.
Você o encontra em: gema de ovo, cereais integrais e cogumelos.

Flúor: aumenta a resistência dentária e evita a desmineralização óssea.
Você o encontra em: água, peixe, carnes, ovos.

Níquel: contribui para o funcionamento biológico apropriado de vários sistemas do metabolismo.
Você o encontra em: chás, café, banana, maçãs, frutas cítricas, atum, salmão, vegetais.

Boro: previne a osteoporose, evita a perda de cálcio e de outros minerais, diminui o risco de artrite reumatoide e ajuda a regular a pressão arterial.
Você o encontra em: frutas, grão-de-bico, manteiga de amendoim, feijão vermelho, tomate, lentilha, azeitona, cebola.

Silício: fortalece os ossos e articulações, aumenta a produção do colágeno, ajuda na cicatrização de fraturas ósseas, previne e ajuda na recuperação de doenças respiratórias.
Você o encontra em: frutas, legumes, amendoim, amêndoas, arroz, milho, cevada, peixes.

Os **lipídios** são substâncias de origem animal ou vegetal, compostos quase exclusivamente de produtos de condensação entre glicerol e ácidos graxos, denominados triacilgliceróis. Fornecem maior energia para o organismo, quando comparados com os carboidratos e as proteínas: 1 g de lipídio possui aproximadamente 9 kcal, enquanto a mesma quantidade de carboidratos e proteínas apresenta cerca de 4 kcal, conforme já falamos anteriormente.

São classificados em:

Lipídios simples: são triglicerídeos que dão origem a ácidos graxos e glicerol quando decompostos. Podem ser sólidos ou líquidos. Os sólidos, em temperatura ambiente, recebem o nome de gordura, enquanto os líquidos recebem o nome de óleos. A maior parte dos triglicerídeos oriundos de vegetais são líquidos à temperatura ambiente e apresentam elevada proporção de ácidos graxos insaturados. Já os de origem animal possuem elevadas proporções de ácidos graxos saturados sólidos ou semissólidos quando em temperatura ambiente;

Lipídios compostos: formados pela combinação de gorduras e outros componentes, como fósforo, glicídios, nitrogênio e enxofre, originando os fosfolipídios, glicolipídios e lipoproteínas;

Lipídios derivados: estes são sintetizados durante a hidrólise ou decomposição dos lipídios. Compreendem os ácidos graxos saturados e insaturados, o glicerol e os esteroides.

Como você pode observar, nosso corpo precisa tanto de macro quanto de micronutrientes. São eles que, junto com as fibras, têm um papel fundamental para o sistema digestivo, e, com a água, são essenciais para manter a homeostase do nosso organismo.

> Cuide de sua alimentação: saiba o que é tranqueira e o que é alimento saudável, antes de abrir a boca. Porque pior que "comer errado" é comer tranqueira achando que é comida saudável.

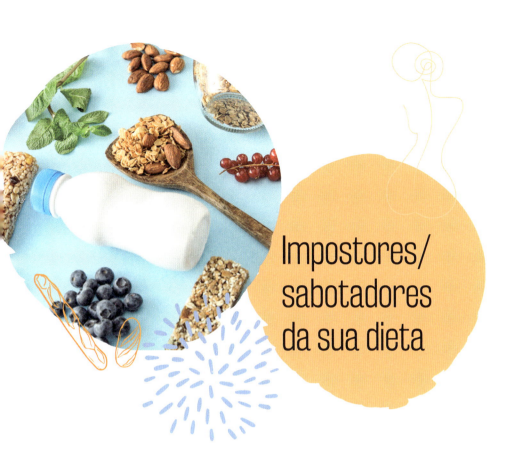

Impostores/ sabotadores da sua dieta

*Conheça bem seus amigos
e ainda mais seus inimigos.*

O mundo das dietas, além das mágicas, está cada dia mais cheio de alimentos prontos que trazem a promessa de serem mais saudáveis, o que geralmente não é verdade.

Aliás, devem-se evitar os alimentos industrializados, sejam eles refinados e/ou processados. Os refinados passam por um processo que remove grande parte do seu valor nutricional, enquanto os processados têm adição de sal, gordura e açúcar. Além disso, para fazer o alimento durar mais e realçar o seu sabor, os fabricantes nele incluem aditivos químicos, incluindo adoçantes, aromatizantes, corantes, emulsificantes e acidulantes.

São alimentos muito calóricos e pouco nutritivos, que aumentam a probabilidade de você vir a ter problemas cardiovasculares, gástricos e respiratórios, além de alergia e colesterol elevado e tantos outros agravos em sua saúde.

Prefira sempre o que chamamos de "comida de verdade". Aquele alimento para o qual você escolhe os ingredientes (de preferência orgânicos), lava, pica, prepara... Pode ser mais trabalhoso, mas é infinitamente mais saudável.

Agora vamos falar um pouco de alguns dos alimentos industrializados mais comuns, vendidos como muitos saudáveis, alguns até recomendados para serem associados a dietas, mas que na verdade são o que chamamos de "impostores" porque não entregam o que prometem e ainda fazem efeito contrário.

Iogurtes: não são todos iguais. Por curiosidade, separe cinco tipos de iogurtes diferentes e leia no rótulo deles os ingredientes; com certeza haverá inúmeras diferenças entre eles. A maioria é muito saborosa e tentadora, sendo as escolhas mais comuns no supermercado. Porém, aquele sabor de ameixa, mamão, frutas vermelhas, graviola, morango... é falso. Na verdade, são produzidos com aromatizantes artificiais, e não com a fruta realmente, e, para piorar, são cheios de açúcar. Ainda há aqueles que são sem sabor e/ou desnatados (com teor reduzido de gordura), mas também são ricos em açúcar.

Quer escolher um bom iogurte? Na lista de ingredientes devem constar apenas leite e fermento, só isso!

Granola: antes era considerada saudável, recomendada para ganhar massa muscular, alimento perfeito para o café da manhã. E até pode ser, se encontrar granola caseira ou você mesmo fizer a sua. Agora, aquelas que se encontram por aí são industrializadas. Uma mistura de cinco cereais torrados: aveia, arroz, trigo, milho e centeio, com mel ou açúcar mascavo e frutas, como uvas-passas, flocos de maçã e castanhas.

Não dá para saber a procedência nem a qualidade desses ingredientes, que geralmente têm grande quantidade de mel e maltodextrina (carboidrato complexo, constituído por polímeros de glicose, facilmente absorvidos pelo organismo), os quais surtirão efeito contrário em seu organismo.

Barra de cereal: às vezes você passa o dia comendo essas barrinhas, achando que está consumindo os nutrientes de que precisa, mas a quantidade de açúcar e calorias de algumas dessas barrinhas pode ultrapassar o limite ideal. Um dos problemas é o alto índice de açúcar, o que eleva seus índices glicêmicos e prejudica os resultados de quem treina ou até mesmo busca manter o peso. Em alguns produtos, é apresentado na lista como xarope de glicose ou açúcar invertido, os quais, no final das contas, causam os mesmos danos à saúde.

Outro problema são os sabores: muitas barrinhas trazem sabores como mousse de maracujá, morango com iogurte e outras frutas com chocolate, mas na verdade não há nenhuma fruta nessa lista de ingredientes, ou são frutas desidratadas. Além disso, também é preciso ficarmos atentos à procedência do chocolate. Geralmente, são ao leite. Recomenda-se buscar por opções que tragam o meio amargo ou 70% cacau.

Para completar, as barrinhas são produzidas com grande quantidade de corantes e aromatizantes, usados para dar cor, gosto e aroma. O rótulo diz que é um produto natural, mas são totalmente sintéticos. Fuja das barrinhas de cerais.

Cereal matinal: esse é um parente da granola. E, embora a propaganda diga que é supersaudável comer um cereal de manhã, não é bem assim. Grande parte das vezes as marcas utilizam o sódio como conservante para aumentar a validade desses produtos, tornando-os pouco saudáveis. Além disso, geralmente são altamente calóricos, devido ao enriquecimento com açúcar.

Suco de uva integral, suco de laranja integral ou sucos de caixinha: péssimos alimentos, assim como os refrigerantes. O rótulo pode até conter as frases "Feito com polpa natural de fruta" e "Sem adição de açúcar", mas a maioria dos sucos comprados prontos apresenta alta quantidade de carboidratos oriundos da frutose hiperconcentrada, além de conservantes e corantes (no caso dos sucos de "caixinha"). Os conservantes químicos retardam o metabolismo, enquanto o sódio e o excesso de carboidratos, também utilizados para conservar, aumentam o inchaço do organismo. A melhor opção é sempre preferir fazer o suco da fruta natural, conforme conversamos anteriormente: limão, acerola, morango ou maracujá, porém sem adição de açúcar.

Sentiu vontade de consumir outra fruta? Coma a fruta e não faça suco dela, OK?

Lanche natural: é claro que é melhor escolher um lanche natural no lugar de uma coxinha frita ou de um *croissant* gorduroso, mas cuidado com os ingredientes desse lanche. Os vendidos prontos no mercado costumam estar cheios de maionese, sem contar que o pão geralmente não é integral e, de natural, somente meia folha de alface murcha.

Biscoito de água e sal: uma das maiores enganações da indústria alimentícia. Afinal, pegue um copo de água, acrescente sal e tente formar um biscoito de água e sal. Não conseguiu, não é?

Geralmente você come essas bolachas água e sal, *cream cracker*, pensando serem melhores que o pão. Mas o que você não sabia é que cinco unidades de bolachinhas "de água e sal" têm a mesma quantidade de carboidrato de um pão francês sem miolo.

Peito de peru, atum, enlatados em geral: é consensual entre as nutricionistas que o peito de peru é uma opção melhor do que o presunto suíno, o salame e a mortadela. Mas é bom você olhar bem o rótulo e ficar atento a quantidades de gordura e sódio. Além disso, enlatados em geral têm muitos conservantes químicos e, segundo alguns especialistas, podem conter substâncias cancerígenas. O atum, por exemplo, é uma fonte importante de proteína, mas muito melhor se for comprado congelado e preparado em casa. Se for comprar o enlatado, prefira a opção sólida em água que é muito mais saudável que o ralado e muito menos calórica que o com óleo. E modere a frequência do consumo, já que o produto também é rico em sódio.

Sopa de caneca e pacote: muitas dietas até recomendam que você pule refeições. Para amenizar a fome, consuma essas sopas de caneca ou de pacote, mas saiba que essa não é uma escolha recomendável. Além de essas misturas serem pobres em nutrientes, são produtos ricos em sódio – alguns contêm quase 1 g desse componente na porção, quando a recomendação diária de sal é de 2 g diários.

As sopas podem ser uma boa opção quando se está de dieta, mas é melhor preparar a sua, com verduras, legumes e temperinhos naturais, deixá-la na geladeira e consumi-la aos poucos, do que comprar essas prontas, que, além de serem pobres, contêm glutamato monossódico. Esse é um realçador de sabor (legumes, caldo de feijão, creme de mandioquinha com carne etc.) que algumas pesquisas indicam que pode causar dependência, uma vez que se assemelha a neurotransmissores e estimula receptores específicos da língua humana.

Uma dieta rica em alimentos de origem vegetal, como verduras, legumes, frutas e grãos, peixes, sementes e castanhas, pode trazer benefícios à saúde, permitindo inclusive adicionar o desejado paõzinho, sem excessos.

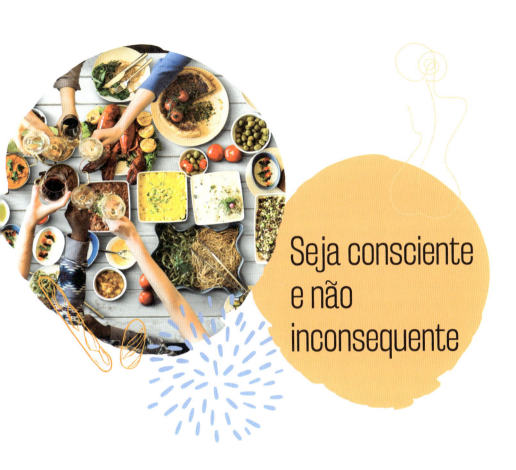

Seja consciente e não inconsequente

*Não se perde peso comendo menos.
Perde-se peso comendo corretamente.*

A vida moderna nos distanciou do momento sagrado da alimentação. A imagem da família reunida ao redor da mesa, com variedade e fartura de alimentos, feitos pela mãe ou pela vó, muitas vezes produzidos ali mesmo, no fundo do quintal, desapareceu.

Comemos como autômatos, coisas sem sabor de verdade (apenas carregadas de sal e conservantes), sem prestar atenção ao que colocamos no prato e muito menos do prato à boca. A alimentação se tornou um momento solitário e rápido: cada um come no horário que melhor lhe convém, geralmente ligado no celular.

Nem mesmo prestamos atenção ao que nosso corpo está dizendo. Por exemplo: você vai almoçar porque está com fome, ou porque é o seu horário de almoço?

Se você respondeu "por estar com fome", pode me dizer se é uma fome física ou emocional?

Difícil responder isso, não é mesmo?

Mas precisamos saber como identificar a fome que estamos sentindo. Porque podemos não estar sentindo. E aí vamos comer porque "está na hora" e porque "todo mundo vai". E comemos o que todo mundo come. Mas não somos todo mundo. Somos seres únicos no universo. E isso faz toda a diferença.

A fome física é fisiológica e se manifesta de várias formas, como dor de barriga, dor de cabeça e irritabilidade. Às vezes você está tão enfiado no trabalho que nem percebe que está com fome e, quando percebe, está com dor de cabeça, a barriga roncando: é hora de comer. Não importa se é hora do almoço, da janta, do café ou se são três da manhã. É a sua hora de se alimentar.

É bom sentir fome física. É essencial para a saúde sentir a fome física.

Porque a fome emocional é compulsiva. Você come porque está com raiva, porque está com saudade, porque viu alguém comendo, enfim... É aquela "fome" que aparece mesmo quando você sente que seu estômago está cheio. Aquele docinho, aquela sobremesa que não cabia, mas estava tão deliciosa que você "deu um jeito".

Pare e pense sobre como você tem se alimentado.

Quantas vezes você come?

O que coloca no seu prato?

Você come o que tem na geladeira porque está na hora?

Ou come o que seu corpo precisa, quando está com fome?

As respostas a essas perguntas são fundamentais para nos conhecermos e, a partir desse autoconhecimento, passarmos a nos alimentar de forma consciente, mudando nossa relação com a comida.

Comer consciente é o que eu proponho neste livro. Não se trata de uma "dieta", mas de uma mudança na maneira como você come, nos seus horários, na preparação e na qualidade dos alimentos, nas quantidades e propriedades de cada produto que você põe no seu prato.

E mais: na forma de comer.

Comer consciente, que os americanos chamam de *mindfulness eating*, ou comer com atenção plena, **em bom português**, é uma forma de dominar sua mente para que você esteja ciente do seu apetite, do modo como escolhe as porções, do que põe no prato, se está se alimentando bem ou se está comendo por motivos emocionais, se está com fome ou no modo automático.

Quando nos alimentamos de forma consciente, ativamos nossa visão, olfato, audição, tato e paladar. Todos os sentidos. Isso exige uma concentração no momento, no aqui-agora, no prato, no talher, na mesa, no seu momento de se alimentar.

Tudo isso melhora o sistema imunológico, ajuda a reduzir o estresse, previne doenças crônicas, ajuda a manter o equilíbrio e o humor, na tomada de decisões, reduz a irritabilidade e a reatividade, além de ajudar no gerenciamento das emoções.

Os especialistas têm alertado que uma das causas do aumento descontrolado da obesidade em todo o planeta vem do fato de que o ser humano, nas últimas décadas, passou a comer "no modo automático". Ou seja, diante do excesso de atividades e compromissos, aliado à ampla oferta de alimentos industrializados e restaurantes estilo *fast food*, as pessoas têm comido sem sequer prestar atenção no que de verdade estão comendo ou até mesmo sem saber realmente se estão com fome.

Por exemplo: sábado à noite alguém da família resolve pedir uma pizza. Você come um, dois, três, quatro pedaços, porque a pizza estava realmente muito gostosa. Mas você estava com fome? Ou comeu porque alguém pediu uma pizza? Comeu porque as outras pessoas estavam comendo... ou pior, porque, se você não comesse, eles comeriam tudo e te deixariam sem... para arrematar, ainda se empanturra de refrigerante.

Isso é comer de forma inconsequente. Automática. Compulsiva. Emocional.

Quando você pratica a alimentação consciente, passa a entender seus próprios hábitos alimentares, reconhece seus padrões de pensamentos, as emoções envolvidas, a diferença entre fome e desejo, apetite e necessidade fisiológica de se alimentar.

E aí, em vez de ir com os outros, de permitir que seus sentimentos governem suas escolhas alimentares, você começa a ter mais controle sobre sua saúde, por estar ciente de tudo o que afeta a sua dieta.

Talvez, na pizza do sábado à noite, um ou até dois pedaços tivessem sido suficientes. Talvez você nem estivesse com fome e poderia passar sem nada. Mas você se empanturrou e foi dormir empanzinado, acordou mal, com dor de estômago e dor de cabeça, por não ter prestado atenção ao que seu corpo estava dizendo.

Esse tipo de alimentação compulsiva leva a uma infinidade de problemas.

Quer um exemplo? Vou te falar de uma doença que assusta todo mundo hoje em dia e que tem crescido assustadoramente: o câncer.

O câncer é um tipo de doença muito influenciada pela alimentação inconsequente. Claro que existem múltiplos fatores que podem ocasionar o aumento de células anormais no organismo: condições genéticas, exposição à poluição, excesso de estresse, vida sedentária, tabagismo etc., mas a alimentação inadequada também é um dos agravantes de risco da doença.

Se, por um lado, não podemos ter 100% de garantia de que ficaremos longe do câncer, por outro lado devemos saber que existem formas de diminuir suas probabilidades. Afinal, na maior parte dos casos, esse tipo de enfermidade se desenvolve pela soma de fatores – e não pela ocorrência de um único, isolado.

Se você mudar a sua rotina à mesa, praticando *mindfulness eating*, vai criar um verdadeiro escudo contra o câncer e muitas outras doenças.

Como fazer isso?

Comece pela ida ao supermercado ou ao restaurante: pense verde – ao escolher os alimentos, inclua uma porção caprichada de vegetais. Essa é uma recomendação fortemente embasada por diversos estudos, que focam na alimentação anticâncer. Dentre as opções, destacam-se os brócolis. São comprovadamente eficazes, atuando tanto no tratamento quanto na prevenção de tumores. Isso porque o brócolis – assim como a couve, a rúcula, a mostarda, o agrião, o repolho e a couve-flor – é rico em sulforafano, composto que inibe a multiplicação de células cancerígenas.

De forma mais abrangente, pense que toda inclusão de vegetais em seu cardápio resulta em reforço no seu sistema imunológico, incrementando sua dieta com diversas substâncias antioxidantes, além de fornecer excelente quantidade de fibras.

Adicione frutas vermelhas às suas refeições. A cor vermelho-arroxeada indica presença de ácido elágico, composto de elevado teor antioxidante. Portanto, na próxima vez que se deparar com morangos, amoras, uvas, mirtilos, framboesas, romãs e cerejas, perceba-os com novos olhos.

Além do fato de se configurarem como alimentos anticancerígenos, há outros benefícios, como: melhora da visão; redução dos riscos de doenças cardíacas e diabetes; auxílio no controle da pressão sanguínea; impactos positivos às funções cognitivas; bom funcionamento intestinal; inibição do envelhecimento precoce.

Saborosas, as frutas vermelhas também são muito versáteis. Podem ser incorporadas no café da manhã, no lanche da tarde ou nas ocasiões de almoço e jantar. Considere acrescentá-las às saladas, ao iogurte ou utilizá-las em sucos e vitaminas.

Quando for preparar a comida, dê atenção aos temperos. Sua dieta anticâncer pode ser facilmente turbinada com escolhas inteligentes, que trarão prazer e saúde às refeições. A lista de especiarias e outros alimentos anticancerígenos, que adicionam sabor e cor aos pratos, é bastante expressiva. Por exemplo:

Pimenta: a capsaicina é a substância protagonista desse alimento, capaz de aniquilar células malignas. Quanto mais picante a pimenta, mais capsaicina possui. Porém, vá com calma. O excesso da ingestão de pimentas é prejudicial. Use o bom senso para encontrar o equilíbrio;

Alho: em virtude da alicina, liberada quando o alho é esmagado, macerado ou cortado, é um importante aliado no combate ao câncer de próstata, estômago, pulmões e intestino;

Salsa ou salsinha: contém apigenina, flavonoide que dificulta a alimentação de células cancerosas;

Açafrão: também conhecido por cúrcuma, apresenta cor alaranjada, em função da curcumina. E é justamente a curcumina o elemento que tem sido amplamente estudado, demonstrando interessantes resultados no combate a diferentes tipos de câncer (como o de pele e o cerebral).

Feito isso, na hora de se alimentar, comece a praticar o *mindfulness eating*: pare tudo o que estiver fazendo, deixe o celular longe, desligue a TV. Feche os olhos e procure relaxar, tendo como foco a respiração, sentindo o ar entrando nos pulmões, assim como o caminho de volta do ar. Um minutinho, apenas, desligue-se de tudo e concentre-se em si mesmo, no seu corpo. Prepare-se para receber o alimento.

Agora você está pronto para preparar o seu prato. Nesse momento, toda a sua atenção deve estar voltada para a comida, mas de forma não julgadora. Não é para pensar nas calorias nem mesmo nos benefícios dos alimentos. Olhe para a comida, sinta a textura, o cheiro...

Ao colocar a comida na boca, faça isso devagar. Deixe o alimento dissolver na boca sem mesmo mastigá-lo, a ponto de perceber o sabor com atenção. Se você tiver memórias relacionadas àquela comida, lembre-se... sua vó fazia algo assim... Esse momento é uma experiência única de apreciação. Você pode refletir e observar como seu corpo reage ao alimento, cada sensação, cada memória. Mastigue devagar. Sinta o alimento, os sabores que passeiam por suas papilas gustativas:

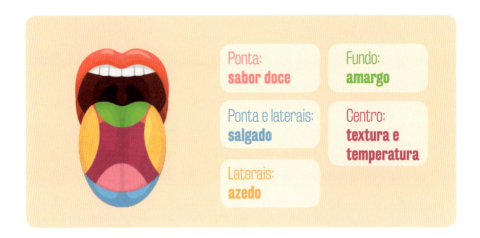

Essa é uma prática que, aliada aos alimentos certos, além de reduzir as chances de se ter câncer e outras doenças, evita a obesidade. Porque, quando você come sem pensar, não está atendendo às necessidades do seu corpo, ou seja, não está ingerindo alimentos saudáveis nem comendo de acordo com suas necessidades reais de calorias, tampouco lidando com o estresse da forma correta. Isso pode fazer com que você coma porções muito grandes ou muita coisa industrializada, o que o faz ganhar peso. E ganhar peso por comer excessivamente, principalmente os processados, pode levar a diabetes, obesidade e aumento do risco de várias doenças.

Agora, quando você pratica a alimentação consciente, a atenção naquilo que está ingerindo, você evita comer por causas emocionais, reduz o estresse e consequentemente aqueles hábitos alimentares que são prejudiciais, como lanches constantes, desejo de chocolate e outros doces e carboidratos ou dependência de açúcar.

A alimentação consciente o reconecta com os sinais e os sentidos do seu corpo. A prática de comer o conecta ao seu prazer em torno dos alimentos, mas sem perder o controle. Embora pareça contraproducente experimentar ainda mais satisfação ao comer, quanto mais prestamos atenção, menos sentimos necessidade de comida.

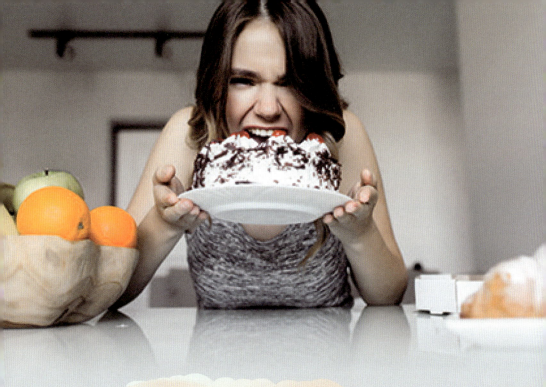

Faça este exercício

Quando for comer uma fatia de bolo de chocolate, por exemplo, reconheça que é gostoso, perceba o quanto já comeu e lembre que sempre haverá outra chance de comê-lo de novo. Se você achar que essa é a última chance, que, se você não comer agora, o máximo possível, não vai sobrar, provavelmente vai comer o bolo inteiro e se sentir culpado depois.

Na alimentação consciente, podemos encontrar uma nova forma de nos relacionarmos com o alimento, reconhecendo diferentes tipos de fome.

COMECE A
praticar agora:

Preste atenção se está realmente consciente de como come, o que come, quanto e por quê

Se é capaz de reconhecer os sinais da fome e se come quando sente fome física real. Isso inclui um estômago roncando, energia mais baixa e talvez uma mudança de humor

Se está aberto para comer alimentos diferentes, e não apenas as mesmas coisas de sempre

Se é capaz de apreciar a comida sentindo e saboreando cada garfada, não se ressente de comer e não se estressa com as refeições

Preste atenção ao processo de comer utilizando os diferentes sentidos, como cheirar, perceber sua mão pegar o garfo, mastigar e engolir

Avalie se é capaz de reconhecer os gatilhos emocionais que o levam a comer, se consegue observar seus próprios pensamentos sobre a comida, seu corpo e suas escolhas alimentares, para deixar de lado os pensamentos críticos que podem levar à compulsão alimentar.

Feito isso, vamos às lições práticas.
Você vai destacar esta página e colá-la na porta da geladeira, como você faria com aquela famosa dieta que diz:
"Café da manhã – 1 bolacha de água e sal, uma xícara de chá e uma fatia de queijo branco de búfala australiana".

1
Só abra a geladeira atrás de comida quando estiver com fome – seu corpo vai te dizer quando é esse momento. Se a barriga não roncar, se você não estiver com leve dor de cabeça, sentindo fraqueza ou qualquer sensação relacionada a uma fome física, deixe a geladeira sossegada no canto dela.

2
Está com fome? Abra a geladeira e veja o que de melhor está disponível e que você queira comer – observe se a comida que está disponível contém nutrientes, como ela pode ser preparada. Seu corpo será capaz de fazer melhores escolhas, quando você aprender a ouvir o que realmente é melhor para você novamente.

3
Prepare os alimentos – quando você os cozinha, observe a textura, o cheiro e os sons desses alimentos. Com isso você consegue sincronizar seu corpo com os alimentos.

4
Sente-se para comer. Isso é muito importante. Nada de comer em pé, mexendo no celular ou prestando atenção à televisão. Esses hábitos são inimigos da atenção plena e os principais fatores que levam a comer em excesso.

5
Na hora de comer, saboreie a comida, usando só cinco sentidos. Observe a cor, as formas e a textura dos alimentos. Sinta o cheiro da comida e, quando der uma mordida, perceba todos os sabores diferentes. Se alimente com calma, com a mente presente.

6
Ao terminar de comer, sinta a saciedade, perceba os sabores que ficaram em sua mente e sua boca. Depois que você se alimenta, seu corpo volta ao estado de repouso, para ajudar na digestão.

7
Se for fazer um lanche, mesmo que em uma lanchonete, peça o alimento em um prato. Sente-se à mesa. Isso ajuda você a reconhecer o quanto e o que irá comer. Ajudando a manter a atenção no que come, mastigue devagar, saboreando cada ingrediente. Evite *catchup* e molhos industrializados, que geralmente contêm sal em excesso e conservantes.

8
Coma apenas a quantidade necessária. Não importa o tamanho do lanche. Eles têm vindo cada vez maiores, mas você não precisa devorar tudo. Sinta o que seu corpo está dizendo. Ah... e quanto ao refrigerante ou suco, prefira água.

Não importa o que você está comendo, onde está comendo; preste atenção aos sinais de seu corpo. Nunca coma além do necessário, a ponto de "ficar estufado", nem comer menos porque precisa perder peso. Não se perde peso comendo menos. Perde-se peso comendo corretamente.

Para encerrar:

Lembre-se de que seu cérebro precisa de um tempo para ser avisado de que está cheio. A leptina é o hormônio que vai dizer a seu cérebro sobre as suas necessidades de longo prazo e saciedade geral, com base na quantidade de energia que seu corpo está armazenando. Além disso, ela amplifica os sinais de outro hormônio, a colecistocinina, que ativa o sentimento de plenitude, e um neurotransmissor chamado dopamina, a qual dá a sensação de satisfação, de prazer depois de comer. Esse processo todo leva cerca de 20 minutos. Então, se você comer muito rápido, esses hormônios não terão tempo suficiente para se comunicar corretamente.

O *mindfulness eating* não é uma dieta nem tem prazo determinado. É uma mudança, um estilo de vida.

> Emagrecer e melhorar a qualidade de vida não está em restringir totalmente a sua vida social e determinados alimentos altamente calóricos como pizzas, hambúrgueres e massas. O grande vilão nessa história toda é a quantidade e a frequência com que ingerimos esses alimentos. Uma ou até duas refeições semanais (e não dias do lixo, hein!?) com esses alimentos não tão saudáveis, para uma pessoa que está com uma ótima rotina alimentar, dormindo bem e com atividade física regular, não comprometerá o resultado final. Pelo contrário: te colocará em um equilíbrio físico e emocional para viver de forma plena.

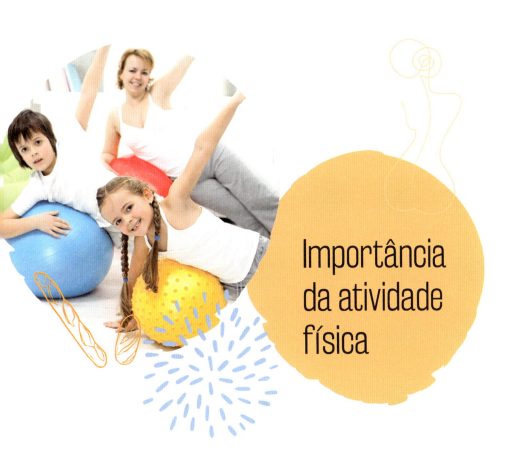

Importância da atividade física

O exercício físico é uma maneira eficiente de controlar os níveis de glicemia e de prevenir as complicações decorrentes do diabetes. Quem se exercita aumenta a utilização de glicose pelos músculos, e, em circunstâncias normais, a glicemia tende a baixar.

Pense em seu corpo como um carro. Se você encher o tanque de combustível todos os dias e não gastar, o que vai acontecer em algum momento?

O combustível vai derramar! Em nosso corpo, esse extravasamento vai se refletir em acúmulo de gordura. Portanto, se quisermos manter o nosso querido pãozinho, precisaremos nos mexer e dar umas voltinhas como nosso carro, quero dizer, nosso corpo!

Se eu lhe falasse de um novo medicamento recentemente descoberto por pesquisadores de Harvard que ajuda a prevenir:

- Osteoporose;
- Diabetes;
- Hipertensão;
- Enfarte;
- Câncer;

E ainda melhora:

- Autoestima;
- Postura;
- Imunidade;
- Sono;
- Desempenho fisiológico;
- Funções cardiovascular e respiratória.

Além de diminuir os riscos de doença no coração, controlar o peso, promover a produção da serotonina, o hormônio do bem-estar, aumentar a libido e reduzir:

- Dor;
- Obesidade;
- Fadiga;
- Incontinência;
- Uso de medicamentos.

Você acharia fascinante e iria querer tomar agora mesmo, não é? Pois bem! Esse medicamento existe e está ao alcance de todos.

Muito prazer, apresento-lhe a **atividade física**.

Um estudo muito bacana, da Faculdade de Medicina da Universidade da Virginia, nos Estados Unidos, mostrou a possibilidade de que o exercício físico previne ou pelo menos reduz a gravidade da síndrome do desconforto agudo respiratório (uma das principais causas de morte de pacientes), que afeta entre 3% e 17% de todos os pacientes com covid-19.

E esse é só um exemplo. Há diversos estudos que mostram que quem se exercita regularmente reduz em até 50% a chance de desenvolver doenças crônicas como câncer e diabetes. Uma pesquisa da Universidade de Bath, na Inglaterra, baseada em dados de outros estudos das décadas de 1980 e 1990, comprovou que um estilo de vida mais ativo pode reduzir a incidência de doenças bacterianas e virais.

A prática de exercícios, tanto em pessoas mais jovens quanto em idosos, está relacionada a uma maior quantidade das chamadas células T *naïve*, que reconhecem e respondem a antígenos novos que nunca entraram no corpo. Essas células são uma espécie de alarme, que permite que o nosso sistema imunológico responda rapidamente quando aparece um vírus, por exemplo.

Isso quer dizer que a atividade física ajuda realmente no combate aos agentes infecciosos como vírus, e isso para a vida inteira. Por exemplo, ajuda a retardar a piora do sistema de defesa que ocorre durante a velhice. A pesquisa mostrou que as células T guardam informações de anticorpos produzidos pelo corpo durante a vida e usa essa informação para combater qualquer substância estranha que apareça.

Isso comprova que, para manter o seu sistema imunológico em bom funcionamento, é importante praticar exercícios de baixa e média intensidade. Dessa forma, há um aumento na produção de linfócitos, também integrantes do exército de defesa do organismo.

E nem é preciso virar um superatleta para isso. Segundo a pesquisa, uma única sessão de exercício já aumenta a produção de uma enzima chamada superóxido dismutase (SOD) nos nossos músculos. A SOD é um antioxidante que, de acordo com os pesquisadores, "caça" radicais livres nocivos, protegendo os tecidos e ajudando a prevenir doenças. Ao fazer qualquer exercício físico, os músculos produzem naturalmente e lançam essa enzima na circulação sanguínea, permitindo a ligação a outros órgãos vitais.

Uma investigação de laboratório em ratos sugere que a falta desse antioxidante agrava os problemas cardíacos e exerce influência sobre o aparecimento de várias doenças, incluindo doença pulmonar aguda, doença isquêmica do coração e insuficiência renal. Enquanto o aumento tem um efeito benéfico em todos os sentidos.

> Há alguns exercícios fáceis que você pode praticar até mesmo em casa, sozinho ou acompanhado, e que vão lhe trazer grandes benefícios.

5 exemplos de exercícios que você pode fazer em casa:

1 - Ioga

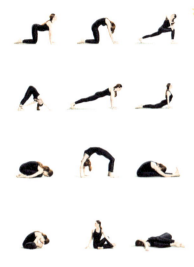

O ioga é um tipo de atividade física que ajuda no controle e fortalecimento dos músculos e queima calorias, além de ajudar na flexibilidade corporal. É um exercício individual que você pode praticar em casa mesmo, sozinho ou junto com um(a) companheiro(a).

Melhora a postura, aumenta o prazer na relação sexual e o tônus muscular, alivia as tensões musculares e diminui aquelas dores. Também melhora a respiração porque você tem de trabalhar focado, ajuda na coordenação motora e dá equilíbrio a todas as funções do corpo.

2 - Exercícios aeróbicos

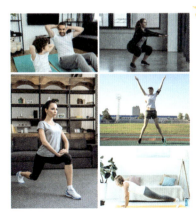

Outra boa opção que você pode fazer em casa, sozinho ou com alguém, são os exercícios aeróbicos. Eles reduzem o risco de desenvolver diabetes e hipertensão, retardam o processo de envelhecimento, ajudam a relaxar e a combater a depressão, diminuem a gordura do corpo, baixam os níveis de ansiedade e estresse, ajudam na qualidade do sono, melhoram os sistemas cardiovascular e respiratório, regulam os níveis de colesterol, proporcionam ganho de massa magra, principalmente nos membros inferiores, reduzem a osteoporose e minimizam a pressão sanguínea.

3 - FitDance

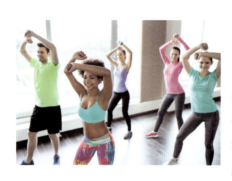

Essa é uma opção que, além de ser muito boa para queimar calorias, é divertida. O FitDance mistura diversos ritmos e coreografias que permitem gastar até 600 calorias por hora. E é muito fácil: vários canais do YouTube disponibilizam coreografias, você pode escolher as danças, as músicas etc. Pode inclusive envolver toda a família, o que é excelente.

4 - Musculação

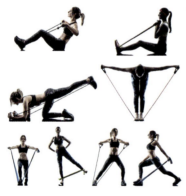

Esse é um tipo de exercício que a maioria das pessoas acha que só é possível fazer numa academia, mas que na verdade pode ser feito em qualquer espaço, inclusive em casa. E não exige aparelhos sofisticados. Claro que eles facilitam o trabalho, na academia ter um profissional te acompanhando, mas o que estou dizendo é que isso não é desculpa.

A musculação fortalece o corpo, a postura, a densidade óssea fica mais resistente contra fraturas e osteoporose, no combate de problemas emocionais, pois diminui consideravelmente o estresse e a ansiedade por meio da liberação de endorfina, melhora o condicionamento cardiorrespiratório, diminuindo, assim, os riscos de doenças cardíacas, enfim... Um santo remédio.

5 - Treinamento funcional

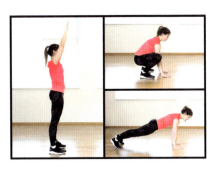

Há ainda o chamado treinamento funcional, que se baseia em movimentos como agachar, girar, puxar, correr e empurrar. São diversas as possibilidades de exercícios, por isso com certeza você pode encontrar aquele que mais combina com seu estilo.

Então, não tem desculpa, do tipo não gosto de academia, não tenho tempo etc., porque qualquer movimento corporal produzido pela musculatura esquelética, que eleve o gasto calórico acima dos níveis de repouso, é uma atividade física. Por exemplo, subir uma escada, ficar em pé durante longas horas já são um exercício e você vai queimar calorias, movimentando seu corpo, melhorando o sistema cardiorrespiratório – além de levar seu "carro" para passear, gastando o combustível do seu tanque cheio e favorecendo a sua composição corporal.

Para começar, basta dar o primeiro passo. Lembra quando você era criança e te ensinaram a escovar os dentes? Chegou o momento em que você simplesmente acordou e começou a escovar os dentes de maneira automática, e você sabe os benefícios que isso lhe traz, não é mesmo? Com a atividade física é a mesma coisa. No início, nós médicos insistimos para você praticar atividade física, até que chega um momento em que isso passa a fazer parte de sua vida.

Considero importantíssimo mantermos um horário fixo para prática, e esperar sobrar tempo para fazer atividade física pode ser um sabotador de seus resultados. Coloque esse potente "medicamento" como prioridade na sua semana, e você descobrirá que realmente conseguiu um tempinho em sua agenda para cuidar de si mesmo.

Escolha uma atividade que sobretudo te dê prazer, seja na academia, no ginásio, na piscina ou ao ar livre. Torne qualquer dia da semana a sua "segunda-feira" e apenas comece, porque, acredite, sempre haverá uma desculpa para não começar. Olha só quanta coisa boa vem junto com a decisão de se levantar do sofá!

Praticar exercício físico é um instrumento poderoso para a nossa saúde e fica ainda mais potente se combinado com uma alimentação saudável e regulada. Marque uma visita ao seu médico, alinhe sua rotina de exercícios com uma dieta balanceada e aumente a qualidade de vida nos seus próximos anos.

Quem está na luta contra a balança sabe que, além de mudar os hábitos alimentares, é preciso abandonar o sedentarismo. E falta de tempo não é justificativa para ficar parado.

Entre outros muitos benefícios para a saúde, vários estudos confirmam que uma rotina diária de 30 minutos de exercícios físicos moderados, praticados com regularidade, já faz diferença no controle e na perda de gordura corporal.

Diversos estudos recentes apontam que, dentre vários outros benefícios para a saúde, sessões de treinamentos moderados e de curta duração (por exemplo, 30 minutos) já são capazes de proporcionar um aumento consistente na força e na resistência muscular.

O sono é fundamental para a nossa saúde.

É durante o sono que nosso corpo se organiza, regenera diversas células, produz diversos hormônios e repõe nossas energias. E, para que toda essa cascata aconteça, o sono precisa ser de qualidade e reparador! Porém, alguns hábitos ao deitar para dormir podem interferir na qualidade do sono e, consequentemente, na saúde.

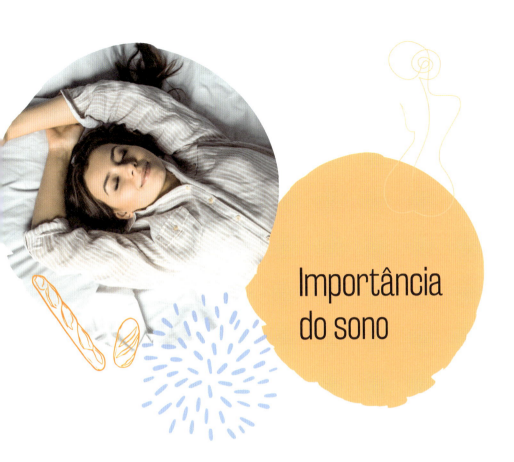

Importância do sono

Se você sofre com alterações do sono, a primeira prescrição médica deveria ser: higiene do sono.

Você pode achar que o sono não tem nada a ver com a obesidade, mas tem. Uma pesquisa da Faculdade de Medicina da Universidade Wake Forest, da Carolina do Norte, descobriu que, se você dormir menos que 5 horas a cada ciclo de 24 horas, isso vai gerar um aumento da perigosa gordura abdominal, que pode levar à obesidade, à resistência à insulina e ao diabetes, condições que aumentam o risco de demência.

Há diversos estudos nesse sentido. Todos nos mostram que ficar sem dormir, ou dormir pouco (menos de 7 horas), compromete seriamente a saúde. Isso acontece porque é durante o sono que são produzidos alguns hormônios que desempenham papéis vitais no funcionamento de nosso organismo, como melatonina, testosterona, progesterona e o chamado hormônio do crescimento (também conhecido como GH, de sua sigla em inglês *human growth hormone* (HGH).

A maior parte do HGH é secretada a noite e nos estágios 3 e 4 do sono. Não sei se você sabe, mas o sono tem um ciclo de quatro fases, e durante esse período o corpo passa por esses ciclos umas quatro a cinco vezes durante uma boa noite de sono (que deve durar no mínimo 7 horas).

As fases se alternam assim:
- Sono leve de fase 1;
- Sono leve de fase 2;
- Sono profundo de fase 3;
- Sono leve de fase 2;
- Sono leve de fase 1;
- Sono REM.

- **Fase 1** – Dura aproximadamente 10 minutos. Começa quando você fecha os olhos e pega no sono, mas os músculos ainda não estão totalmente relaxados e, por isso, você se movimenta na cama e pode até abrir os olhos enquanto tenta adormecer. Aos poucos a respiração vai se tornando mais lenta, e você pode ter aqueles sustos com a sensação de que está caindo. Aqui, com a redução dos níveis de cortisol, inicia-se a liberação da melatonina, o hormônio do sono, e nosso corpo entende que é hora de descansar, repor, restaurar.

- **Fase 2** – Dura 20 minutos, e durante essa fase o corpo já está relaxado e dormindo, mas a mente está atenta e, por isso, qualquer coisa, qualquer barulho em casa ou no quarto, você ainda pode acordar facilmente. As ondas cerebrais vão ficando mais lentas, e a temperatura do corpo e a pressão sanguínea diminuem gradativamente.

- **Fase 3 –** Essa é a fase do sono profundo na qual os músculos relaxam completamente e o corpo fica menos sensível a estímulos externos, como movimentos ou barulhos. Nessa fase a mente está desligada, e, por isso, também não existem sonhos. No entanto, essa fase é muito importante para a reparação corporal, pois o corpo vai tentando se recuperar de pequenas lesões que foram surgindo durante o dia.
- **Fase 4 –** Essa é a fase REM (sigla de movimento rápido dos olhos ou, em inglês, *rapid eye movement*), que é a boa mesmo. Dura de 10 a 30 minutos e geralmente começa 90 minutos depois que você dormiu. Nessa fase, os olhos se movimentam muito rapidamente, o batimento cardíaco e a atividade cerebral aumentam, a respiração e a pressão sanguínea aceleram, os olhos (o que é característica do REM) se movimentam rapidamente e você sonha.

A gente passa uns 25% da noite nessa fase REM, e é nela que o sono é mais reparador. Há a redução da pressão arterial e da respiração, os músculos relaxam totalmente e nosso corpo produz o GH e outros hormônios. Se você dormir menos de 7 horas ou acordar várias vezes durante a noite, não atinge a fase 4, não produz HGH ou produz pouco, e então começam sintomas como cansaço, tendência a depressão, isolamento social, baixa autoestima, ansiedade e falha de memória etc.

A falta do GH também gera aumento de gordura abdominal, diminuição da massa muscular, diminuição da densidade mineral óssea, pele fina, flácida e enrugada, alteração no metabolismo dos lipídios e intolerância à glicose. Se não tinha, pode passar a ter o diabetes tipo 2 e por aí vai.

O GH é produzido naturalmente pela glândula pituitária e é um dos recursos fundamentais da nova Medicina, que busca atenuar os efeitos negativos do processo de envelhecimento. Porque, apesar de o GH levar a fama de ser "o hormônio do crescimento", é produzido por toda a vida e é responsável pelo rejuvenescimento da pele, músculos e ossos, recupera as funções de órgãos como coração, pulmões, fígado e rins, revitaliza o sistema imune, diminui os riscos de ataque cardíaco e derrame, melhora a captação de oxigênio em pessoas com enfisema e previne osteoporose.

Por exemplo, um estudo da Massachusetts Medical Society, feito com 20 homens, entre 61 e 81 anos, tratados com GH sintético, mostrou redução na flacidez e no acúmulo de gordura localizada. Além disso, tiveram um aumento na massa muscular, mesmo sem exercício ou dieta específica.

Outra pesquisa realizada pela Universidade da Virginia, nos Estados Unidos, demonstrou que um jejum de 24 horas pode aumentar os níveis de GH em até 2 mil por cento. Como ficar sem comer por tantas horas pode causar catabolismo, o aumento da secreção de GH parece compensar esse efeito colateral e aumentar ainda mais a síntese de proteínas. E, se você não quiser passar tanta fome, o melhor é fazer uma refeição tranquila, com a variedade de nutrientes necessária, apagar todas as luzes e ter uma boa noite de sono.

Essas pesquisas nos mostram que ter um sono de qualidade e pelo tempo certo é fundamental para o controle da massa corporal e está diretamente ligado aos fatores de tratamentos e preventivos da obesidade. Durante o período do sono ocorrem vários processos metabólicos que, se alterados, podem afetar o equilíbrio de todo o organismo em curto, médio e longo prazos.

Dormir menos do que o necessário resulta em menor vigor físico, envelhecimento celular precoce, maior vulnerabilidade a infecções, obesidade, hipertensão e diabetes. Pois a falta de sono aumenta a compulsão por alimentos de alta densidade calórica, as famosas tranqueiras, ao reduzir os níveis de leptina (hormônio que promove a saciedade) e aumentar os de grelina (hormônio que aumenta a fome) – isso porque seu corpo não teve tempo hábil para se regenerar. E pode esperar que ele vai pedir energia no dia seguinte para você, e esse pedido virá na forma de compulsão por doces e farináceos. Quer um exemplo?

Depois de uma noite de bebedeira no dia seguinte ou, dependendo, na mesma noite, na mesma madrugada, você acaba comendo um prato de salada ou um hambúrguer, pizza ou temaki!? A lesão que o álcool causou, associado à privação do sono, aumentou demais a demanda por energia; na verdade o corpo queria mesmo uma boa noite de sono, mas você entendeu diferente e encheu um tanque que já estava transbordando. E, pior, talvez tenha culpado o pobre pãozinho francês sem miolo da quarta-feira, pelo seu extravasamento do final de semana.

Dormir mal aumenta a resistência do corpo à insulina, complicando ainda mais o controle do diabetes. Outro exemplo: de acordo com pesquisadores da Northwestern University, dos Estados Unidos, 82% dos pacientes diabéticos que apresentam dificuldades para dormir e que tiveram seu sono monitorado apresentaram piora no controle glicêmico.

O cansaço provocado por diversas noites mal dormidas causa estresse e aumenta a pressão sanguínea, causando hipertensão em médio prazo. Segundo estudo da Universidade de Montreal, no Canadá, a hipertensão desencadeada por insônia afeta até mesmo os pacientes sem predisposição à doença.

Para fechar, dormir mal leva você a ter lapsos de memória e concentração. Segundo uma pesquisa realizada pela Universidade de

Lubeck, na Alemanha, durante as horas de sono ocorre a produção de proteínas responsáveis pelas conexões neurais, fundamentais para o aprendizado e a memória.

Então... se não quiser ter lapsos de memória e concentração, lembre-se de dormir. E dormir bem!

Ritmo circadiano

Uma coisa que temos de aprender a respeitar para termos um sono reparador é o ciclo circadiano – do latim *circa* (cerca de) e *diem* (dia). Todo o nosso organismo (aliás, de todos os seres vivos do planeta Terra), bem ou mal, funciona a partir desse ciclo de 24 horas, que também é conhecido como relógio biológico.

O que determina o funcionamento desse relógio é a luz do sol, a temperatura ambiente, o movimento das marés, dos ventos, a alternância entre dia e noite. Isso tudo regula a atividade física, química, fisiológica e psicológica do organismo, influenciando desde a digestão até o sono, passando pelo funcionamento celular, horário de sono, apetite, temperatura corporal, níveis hormonais, estado de alerta, pressão sanguínea, metabolismo etc. Qualquer alteração no ritmo circadiano poderá ter repercussões catastróficas no funcionamento de nosso corpo.

Por exemplo: o nosso corpo é "programado" biologicamente para dormir durante a noite. Se você muda isso por qualquer motivo (por exemplo, em uma viagem internacional, as diferenças de fuso horário podem afetar o seu relógio biológico), seu sono não terá o ritmo necessário, lembre-se das fases que citei lá atrás, o que vai causar uma série de prejuízos na produção hormonal. Isso também leva a mudanças de humor, depressão, transtorno bipolar e transtorno afetivo sazonal (TAS), ansiedade, menor desempenho no trabalho, maior propensão a acidentes, falta de agilidade mental, além de aumentar o risco de diabetes e obesidade.

Um estudo publicado na revista Annals of Internal Medicine mostrou que alterações no relógio biológico podem, por exemplo, interferir na perda de peso e na distribuição de tecido adiposo e massa magra. A pesquisa foi feita com dois grupos, um dormindo em média 8 horas e o outro apenas 5 horas. Foi medida a perda de peso e, também, a dosagem de hormônios durante 14 dias. No fim, o grupo que dormiu cerca de 3 horas menos perdeu 55% menos que o outro, além do aumento nos níveis da grelina, também conhecida como o "hormônio da fome". Ou seja, além de terem emagrecido 55%, os que dormiram apenas 5 horas por noite tiveram mais fome, o que aumenta a possibilidade de fazer aquela visitinha clandestina à geladeira ou despensa e engordar.

E tem mais: alterações no ciclo circadiano também afetam a longevidade, ou seja, abreviam a vida. Isso foi demonstrado num estudo do Instituto do Sono, da Universidade Federal de São Paulo (Unifesp), intitulado Sono e Longevidade. Foi estudado o padrão de sono de 38 pessoas de três faixas de idades diferentes: de 20 a 30 anos, de 60 a 70 anos e de 85 anos em diante. A conclusão foi que os mais velhos têm padrões de sono mais regulares e dormem mais, além de acordar e tirar cochilos durante o dia, sempre nos mesmos horários.

Isso é uma luz para nós, pois indica que a quantidade e a qualidade de sono se associam diretamente à longevidade. Além disso, promove um funcionamento melhor do corpo, já que os velhinhos da pesquisa foram os que tiveram melhor perfil lipídico e de colesterol que os demais.

Não basta viver mais, é preciso envelhecer com qualidade de vida, mantendo em dia a saúde, a autonomia e as funções mentais. No consultório, nossa abordagem visa avaliar conjuntamente a composição hormonal, a rotina, os hábitos e o meio em que o paciente está inserido. *Afinal, saúde não quer dizer só ausência de doença.*

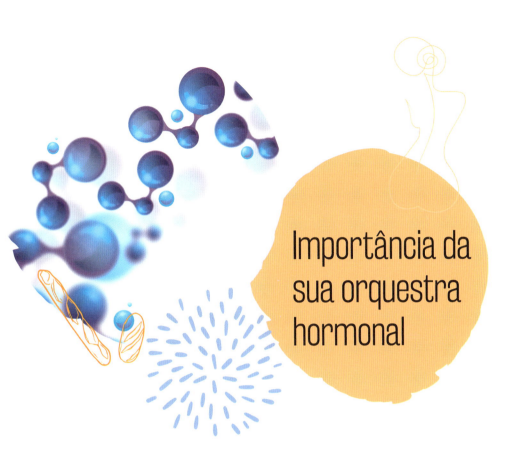

Importância da sua orquestra hormonal

Antes de avançarmos muito nesse campo, vou usar aqui uma frase do grande mestre Dr. Ítalo Rachid: "Dizer que o corpo humano é feito de carne e osso é uma meia-verdade, os hormônios nos governam".

À medida que nosso corpo perde a capacidade de produzir e controlar os mais variados hormônios, as células começam a se degradar, e quando essa produção e controle caem abaixo dos níveis necessários para o bom funcionamento de cada órgão começam os problemas de saúde que vão afetar todo o corpo. No caso do emagrecimento, nosso foco neste livro, devemos dar atenção aos níveis de cortisol, testosterona, estrógeno, grelina, GH, leptina, insulina e hormônios tireoideanos. Isso quer dizer que precisamos prestar muita atenção aos nossos níveis hormonais.

Mesmo crianças, adolescentes e adultos jovens podem apresentar alterações hormonais. Por exemplo, falamos lá atrás sobre o HGH.

O HGH é um polipeptídio secretado pela hipófise que se liga a seus receptores localizados no fígado, onde estimula a secreção de IGF-1, que é o responsável pelas funções nos órgãos-alvo. Ele é um dos primeiros hormônios a ter sua produção diminuída com o envelhecimento. A deficiência na produção de HGH, portanto, pode acontecer tanto na criança (caracterizada principalmente pelo déficit de crescimento) quanto no adulto. Os sintomas do déficit de GH no adulto são:

- Acúmulo de gordura abdominal e diminuição da massa muscular;
- Fadiga e indisposição;
- Flacidez da pele;
- Dificuldade de ganho de massa muscular;
- Queda de cabelo e fraqueza ungueal (causa anemias, deficiências nutricionais e diversas doenças dermatológicas, como dermatites, micoses, psoríase etc.).

Quando suspeitamos do déficit de HGH, devemos sempre dosar o IGF-1 ou somatomedina C, já que o HGH é secretado de forma pulsátil. Apesar de ser o exame mais indicado como triagem, em alguns casos o paciente pode apresentar valor normal; porém, se os sintomas forem clássicos, deveremos fazer uma investigação específica por meio do teste de estímulo, para termos certeza de que não há déficit do HGH.

Quando o corpo para de produzir ou reduz o HGH, a hipófise dispara uma alteração fisiológica denominada somatopausa (em média, na mulher, começa por volta dos 30 anos, e nos homens, aos 40 anos). Essa alteração revela duas coisas: perda da massa muscular e baixa no sistema imunológico.

A deficiência do HGH em qualquer fase **pode resultar** em fadiga, ansiedade e depressão, além de um progressivo e cumulativo comprometimento da qualidade de vida, problemas cardiovasculares, aumento da gordura corporal total, problemas imunológicos, perda de massa óssea, distúrbios do sono etc.

Conheça nossos hormônios e de onde eles vêm:

O hipotálamo

PRODUZ:

- **TRH:** hormônio liberador de tireotrofina, que aumenta a liberação de TSH e prolactina;
- **CRH:** hormônio liberador de corticotrofina que libera ACTH;
- **GHRH:** libera o hormônio do crescimento;
- **GHIH:** inibe a liberação de hormônio do crescimento;
- **GnRH:** libera gonadotrofina LH e FSH e dopamina;
- **Dopamina:** inibe a liberação de prolactina.

A hipófise anterior

PRODUZ:

- **GH:** hormônio do crescimento, que aumenta a síntese proteica e o crescimento da maioria das células e dos tecidos;
- **TSH:** hormônio estimulante de tireoide, que aumenta a síntese e secreção hormonal;

- **Prolactina:** promove o desenvolvimento das mamas e a secreção do leite;
- **FSH:** hormônio folículo-estimulante, que atua sobre os ovários e testículos;
- **LH:** hormônio luteinizante, que aumenta a síntese de testosterona; formação do corpo lúteo, estrógeno e progesterona.

Hipófise posterior:

- **ADH:** hormônio antidiurético (vasopressina), que aumenta a reabsorção de água pelos rins e causa vasoconstrição e aumento da pressão arterial;
- **Ocitocina:** estimula a ejeção de leite e contração do útero.

Tireoide:

- **T4 (tiroxina) e T3 (triiodotironina):** aumentam o metabolismo celular.

Córtex adrenal:

- **Cortisol:** efeitos diversos e na dependência da concentração. Prepara o acordar, além de ter ação anti-inflamatória;
- **Aldosterona:** reabsorção de sódio e secreção de potássio e íons hidrogênio.

Medula adrenal:

- **Adrenalina e noradrenalina:** mesmo efeito da estimulação simpática.

Pâncreas:

- **Insulina (células beta):** entrada de glicose nas células;

- **Glucagon (células alfa):** aumento da síntese e liberação de glicose do fígado para o sangue.

Paratireoide:
- **PTH (paratormônio):** é um dos principais hormônios que controlam os níveis sanguíneos do cálcio e fósforo no organismo. As ações do PTH são principalmente relacionadas a elevação do cálcio do sangue, eliminação de fósforo pela urina e regulação da produção da forma ativa da vitamina D.

Testículo:
- **Testosterona:** promove o desenvolvimento do aparelho reprodutivo e das características secundárias masculinas.

Ovário:
- **Estrógeno:** promove o desenvolvimento do aparelho reprodutivo, da mama e das características secundárias femininas;
- **Progesterona:** participa do processo de menstruação e fixação do embrião.

Placenta:
- **HCG:** gonadotrofina coriônica humana, responsável pelo crescimento do corpo lúteo.

Rim:
- **Renina:** enzima envolvida no controle da pressão arterial;
- **Eritropoietina:** controla a produção de hemácias.

Coração:

- **Fator natriurético atrial:** aumenta a excreção de sódio pelos rins e reduz a pressão arterial.

Estômago:

- **Gastrina:** estimula a liberação de ácido clorídrico no estômago;
- **Grelina:** hormônio da fome, estimula o apetite.

Intestino delgado:

- **Secretina:** estimula células acinares do pâncreas a liberar bicarbonato e água;
- **Colecistoquinina:** estimula a contração da vesícula biliar e a liberação de enzimas do pâncreas.

Adipócitos:

- **Leptina:** inibe o apetite e estimula a termogênese.

Dei uma resumida, bem resumidinha, apenas para que você tenha uma noção do cabedal de hormônios e algumas de suas funções básicas. É como se fosse uma orquestra composta por 50 músicos. Se todos tocarem no ritmo certo, será um espetáculo. Um fora do ritmo já é responsável por fazer desandar tudo.

Vamos falar mais um pouco de alguns dos hormônios que mais se destacam nessa orquestra e são importantíssimos para o seu emagrecimento.

Estradiol:

Considerado o hormônio do "*sex appeal*" para as mulheres, é o principal estrogênio produzido durante a primeira fase do ciclo menstrual pelos ovários. Seu pico é diretamente proporcional ao período fértil das mulheres!

Responsável pelas características sexuais secundárias nas mulheres, esse importantíssimo hormônio é responsável por diversas funções no corpo feminino, que vão desde a lubrificação vaginal até a fixação de cálcio nos ossos. Com a chegada do climatério, o estradiol começa a cair, e sintomas extremamente desconfortáveis começam a surgir, entre eles:

- Ressecamento vaginal e dispareunia (dor durante as relações);
- Irritabilidade e depressão (devido à labilidade emocional);
- Ondas de calor e fogachos;
- Dores de cabeça;
- Osteoporose! E, com ela, aumento no risco de fraturas ósseas;
- Insônia! Geralmente decorrente das ondas de calores: queda nos níveis de progesterona;
- Aumento no risco de desenvolvimento de câncer de mama e endométrio.

DHEA
(deidroepiandrosterona):

É um hormônio produzido principalmente pelas glândulas suprarrenais ou adrenais. Ele é responsável pela síntese de hormônios sexuais: testosterona e estrogênio.

A produção endógena do DHEA tem seu pico por volta dos 20 anos e, ao longo da vida, há uma queda exponencial; aos 30-40 anos, a sua produção pode cair pela metade. Estima-se que aos 65 anos a produção de DHEA seja 10-20% da considerada ideal.

As consequências da queda dos níveis de DHEA se confrontam com os benefícios da sua suplementação (quando indicada por um médico especialista) porque é um hormônio que pode provocar diversos efeitos colaterais, como a androgenização (masculinização).

Seu uso só pode ser indicado mediante dosagem hormonal e níveis de insuficiência evidenciados nos exames laboratoriais, mas os benefícios são enormes. Dentre eles, melhora a libido e o metabolismo do cálcio, auxiliando na prevenção de osteoporose, crescem os níveis de energia e vitalidade, observados apenas algumas semanas após o início da suplementação (características observadas principalmente em mulheres), diminui a massa gordurosa e aumenta a massa muscular, além de melhorar a imunidade.

Cortisol:

É um hormônio produzido pelas glândulas suprarrenais, que estão localizadas acima dos rins, e tem a função de ajudar o organismo a controlar o estresse, reduzir inflamações, contribuir para o funcionamento do sistema imune e manter os níveis de açúcar no sangue constantes, assim como a pressão arterial.

Quando o cortisol está desequilibrado, pode causar falta de sono, estresse no trabalho, estresse emocional, infecções, obesidade centrípeta ("a famosa barriguinha"), retenção de líquidos, estrias, obesidade, cansaço, infecções e "viroses" frequentes.

Progesterona
("progesta" – pró-gestação):

É o hormônio que faz a manutenção do sistema reprodutor feminino e que pode ser alterado por uma alimentação pouco saudável, obesidade, uso de medicamentos como antidepressivos, anti-inflamatórios e antibióticos, os vilões dos hormônios femininos.

A progesterona é produzida a partir da ovulação, perto do 14º dia do ciclo menstrual, após a ação de um outro hormônio produzido na hipófise, chamado LH ou hormônio luteinizante. A presença ideal da progesterona no corpo feminino equilibra a proliferação do endométrio, dando sustentação a ele para receber uma eventual gestação.

Ou seja, oferece um equilíbrio que assegura a capacidade reprodutiva da mulher em idade fértil, mas tem um efeito modulador, atuando sobre a estabilidade do sono, do humor, na capacidade de reagir positivamente às ações psicológicas do meio externo; quando em desequilíbrio provoca retenção hídrica; congestão mamária; sensibilidade e dores mamárias; cólicas; irritabilidade; tensão pré-menstrual; irregularidade menstrual; cistos ovarianos; endometriose, alergias respiratórias (rinites, sinusites etc.).

Para finalizar, outra coisa importante a observar é que, apesar das nossas diferenças, somos todos iguais, por mais que isso possa parecer dicotômico. Temos os mesmos hormônios, sem diferença sequer de gênero. Não existe aquela história de hormônio masculino e hormônio feminino.

Um exemplo clássico é a testosterona, sabe?

Tida até bem pouco tempo como um hormônio masculino, por ser responsável por uma série de características dos machos, inclusive a forma física, descobriu-se que ela é muito mais importante para o corpo feminino. A queda do nível de testosterona na mulher provoca desinteresse sexual, diminuição da massa muscular e diminuição da sensação de bem-estar, além de ganho de peso. Às vezes o médico acha que a mulher com esses sintomas está em menopausa e vai verificar, por meio de exames, que se trata apenas de uma alteração na testosterona.

Outro detalhe no campo dos hormônios é que, apesar das igualdades, envelhecemos de forma diferente. Uns envelhecem mais, outros menos. E nem nossos órgãos e sistemas envelhecem na mesma velocidade ou no mesmo ritmo. Estudos mostram que isso se deve um pouco ao meio ambiente, principalmente à alimentação.

Como venho dizendo ao longo deste livro, o alimento pode ser um poderoso aliado ou um poderoso inimigo para a nossa saúde, havendo uma série de fatores, além dos ingredientes, que afetam essa equação.

Por exemplo, a soma dos macros e micronutrientes, a sua genética, fatores ambientais, como poluição, nível de estresse; se você é sedentário ou um atleta, pode produzir uma intensa resposta endócrino-hormonal que acelera o envelhecimento.

Dedicar ao menos 30 minutos diários a alguma atividade física, de forma regular, é um passo importante em direção à diminuição do risco cardiovascular e suas implicações na saúde. Ou seja: falta de tempo não é desculpa! É necessário comprometimento e regularidade para conseguir absorver todas os benefícios de eliminar o sedentarismo da sua vida. Sua saúde agradece!

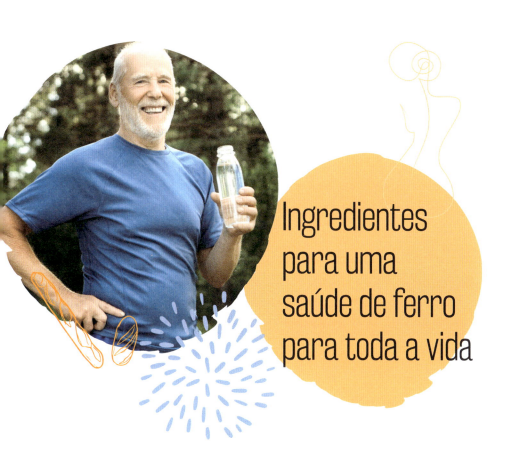

Ingredientes para uma saúde de ferro para toda a vida

Alimentação saudável com um balanço entre macro e micronutrientes, associada a atividade física, controle do estresse e uma boa noite de sono deve ser a prescrição do médico do presente.

Ter uma saúde de ferro é essencial para uma vida longa e feliz, mas se manter saudável não é uma tarefa das mais fáceis, principalmente se você sempre conviveu com maus hábitos.

O que eu quero que você entenda com este livro é que com pequenas mudanças no dia a dia é possível não apenas emagrecer, mas também ganhar mais vitalidade e saúde. Além disso, ao contrário do que muitos pensam, adotar um estilo de vida saudável não tem nada a ver com frequentar a academia diariamente ou ser assessorado por um nutricionista, um *personal training* etc.

Basta ter atitude e dar o primeiro passo. Eu sempre falo isso no meu *site*, no meu *blog*, nas redes sociais: dê o primeiro passo. O resto vem com o hábito e a regularidade. Evite ficar sentado por muito tempo, deixe de dormir na sala com a televisão ligada, beba mais água, vá de escada em vez de usar o elevador, vá à padaria a pé, em vez de ir de carro.

Pequenas atitudes, pequenas mudanças que você promoverá em sua vida, e que lhe trarão muitos benefícios. E isso vale para qualquer idade. Qualidade de vida não tem data de validade, e sempre é tempo de melhorar.

Outra coisa: nada de ficar correndo atrás daquelas dietas mirabolantes que constantemente são publicadas na internet, da receitinha da vizinha ou da colega de trabalho. Emagrecer é bom, faz bem, mas ser saudável vai muito além de ter um corpo magro e sarado.

Uma alimentação saudável é o segredo da vida. O abuso de alimentos ricos em gorduras trans, sal e açúcar em excesso leva a doenças como infarto, derrames, hipertensão, obesidade, diabetes e até câncer. Mas, se você gosta de lanches, de salgadinhos, de comer porcarias, não precisa se privar disso para ter uma vida saudável; basta ter controle. O que você não pode é comer apenas essas coisas, mas uma vez ou outra pode fugir um pouco da rotina e comer uma besteira.

Coma de tudo. Muita gente acha que o segredo para ter um corpo magro é comer pouco e de preferência apenas uma salada. Lembre-se do que disse: a vaca come apenas capim e ainda assim engorda.

Na verdade, o segredo da boa saúde está na QUALIDADE da sua alimentação. Está em combinar todos os tipos de nutrientes, como carboidratos, proteínas, gorduras, minerais, vitaminas, fibras e água. Tudo é uma questão de variar o cardápio, não deixar de fora nenhum tipo de alimento e sempre comer em pequenas porções ou quantidades.

Uma alimentação saudável tem de ser variada. Faça aquele famoso "prato colorido", ou seja, aquele que tem uma fonte de fibras, minerais, vitaminas e proteínas é sem dúvida o prato mais saudável. Mas também não vá ficar restrito a isso. Entender que as calorias são o combustível para o nosso organismo e que, sem elas, o nosso corpo fica sem energia é uma coisa; viver em função disso é outra bem diferente.

Mude sua relação com os alimentos entendendo o que eles representam para o corpo. Proteínas, carboidratos, gorduras, tudo, na medida certa, é importante e necessário para o bom funcionamento de nosso corpo, mas não pode ser uma ditadura: só posso comer 100 g disso, uma bola, um copo daquilo etc. A vida fica muito chata quando você passa a contar calorias. E, se é chato, você não vai persistir. É por isso que essas dietas da moda nunca dão certo. Elas são chatas, mudam sua rotina, seus costumes alimentares e ainda custam caro, porque muitas recomendam que você coma coisas que nem conhecia. Algumas até bem nojentas...

Por exemplo, dia desses vi na internet a "dieta do grilo". Já ouviu falar? É uma dieta que recomenda comer grilos fritos. Citava até um estudo da Universidade de Wisconsin-Madison, nos Estados Unidos, que comprova que mastigar os insetos pode fazer bem ao trato intestinal, reduz as inflamações, supre as necessidades diárias de proteína e outros nutrientes. OK, grilo frito pode até fazer bem, mas...

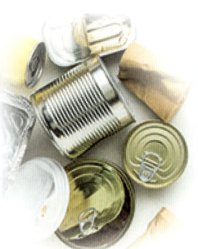

Não há alimento proibido. Há alimentos que devem ser evitados.

Procure descascar mais e desembalar menos.

Sabendo disso, fique na sessão de frutas (dê preferência às que têm menor quantidade de carboidratos ou, se for comer algo com mais doce, apenas diminua o tamanho da porção) e verduras (dê prioridade para as que nascem em cima da terra) e descubra novas combinações, invente, procure novos sabores, novas misturas, novos pratos. Deixe as sessões de enlatados, ensacados, embalados, refrigerantes e a cerveja de lado.

Entenda de uma vez por todas a diferença entre a fome e a vontade de comer. A fome não fica escolhendo o alimento X ou Y. Tome um copo de água e reflita sobre se o que está sentindo é fome, mesmo.

Procure fazer as refeições em lugares tranquilos e sem pressa. Comer bem devagar, sem pensar em compromissos. Mastigar muito bem os alimentos farão com que você se sinta saciado, mesmo ingerindo uma menor quantidade de comida.

Dicas
PARA TER UMA SAÚDE DE FERRO

1 - Dieta equilibrada: fuja dos industrializados, refrigerantes e cervejas. Adote uma dieta rica em frutas, verduras, legumes, carnes, peixes, oleaginosas, cereais e grãos, de preferência, integrais. Gorduras boas, como aquela contida no abacate e no azeite, também são bem-vindas. Com uma dieta equilibrada, você fornece ao seu corpo os nutrientes necessários para seu bom funcionamento.

2 - *Mindfulness eating*: pratique a atenção plena em todos os momentos de sua vida, mas principalmente na hora da alimentação. Use seus cinco sentidos desde o momento da escolha dos alimentos, passando pela preparação até o momento de comer. Nada de comer em pé, mesmo que seja um lanche rápido; nada de celular ou televisão.

3 - Pratique exercícios físicos: a prática de atividades físicas deixa seu corpo livre de doenças e do estresse. E, se você não gosta de academia, pode fazer uma simples caminhada ao ar livre, uma corrida, uma luta, uma dança ou mesmo andar de bicicleta. O sedentarismo é um dos principais responsáveis por várias doenças, como obesidade, pressão alta, ansiedade e até mesmo câncer. Então, mexa-se e fique longe desses males!

4 - Beba água: regula a temperatura corporal, desintoxica, distribui nutrientes pelo corpo, emagrece e deixa a sua pele mais bonita.

Isso acontece porque a água é capaz de promover a revitalização das células e mucosas. O ideal é de 3-4% do seu peso corporal, dividido ao longo do dia. Procure manter a urina sempre clara.

5 - Durma bem: evita problemas de falta de memória, previne e controla a pressão arterial, a compulsão alimentar e a obesidade, além de fortalecer o sistema imunológico. Durma pelo menos 7 horas, em local silencioso e escuro, e você verá a diferença que isso faz em sua vida.

Pratique atividade física, mude seus hábitos alimentares, sua maneira de viver e de comer. Esse é o segredo para se ter uma vida saudável.

Quem está na luta contra a balança sabe que, além de mudar os hábitos alimentares, é preciso abandonar o sedentarismo. E falta de tempo não é justificativa para ficar parado (quem tem tempo para ter qualquer rede social tem tempo para fazer atividade física). Entre outros muitos benefícios para a saúde, vários estudos confirmam que uma rotina diária de 30 minutos de exercícios físicos moderados, praticados com regularidade, já faz diferença no controle e na manutenção do peso. Então...
Vamos nessa!

Recado do autor

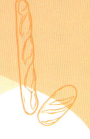

Agora que você chegou até aqui, quero convidá-lo a colocar em prática o que aprendeu!

Esteja certo de que sua transformação já começou, exatamente quando escolheu embarcar comigo nesse universo tão complexo quanto rico em saberes, que é o da busca pelo caminho que levará você a alcançar uma vida mais saudável, mais plena, mais viva!

Espero que possamos continuar mantendo nossos laços de troca de experiências diariamente, nas minhas redes sociais, @drthiagoalcantara.

Só de você ter se proposto a ler cada página deste livro, já deu passos importantes rumo a esse propósito. Afinal, quando mudamos a maneira como nos relacionamos com nós mesmos, com nossa alimentação, nossa mente, nosso espírito, tudo se renova!

E, se você, um dia, assim como eu, se perguntou se "seria possível emagrecer sem cortar o pãozinho", acho que encontrou a resposta, não é mesmo?

Encorajo você a compartilhar com mais pessoas, seus familiares e amigos, os ensinamentos que absorveu. Sabe como? Além de incentivar a leitura deste livro, colocando em ação tudo o que descobriu com ele. O exemplo é a melhor maneira de contagiar não apenas a nós, mas a todos aqueles que estão conosco, ao nosso redor!

Lembre-se sempre: não se trata de comer menos, mas, sim, melhor! Há um novo horizonte lá fora, à sua espera! Seja feliz!

#emagreçasemcortaropaozinho

Referências bibliográficas

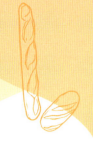

A HISTÓRIA do Refrigerante. **Guiame**, 30 jul. 2010. Disponível em: https://guiame.com.br/nova-geracao/geral/a-historia-do-refrigerante.html. Acesso em: 9 jun. 2020.

ARAÚJO, S. R. C. de A. et al. Transtornos de ansiedade e exercício físico. **Revista Brasileira de Psiquiatria**, v. 29, n. 2, 2007. Disponível em: https://www.scielo.br/pdf/rbp/v29n2/a15v29n2.pdf. Acesso em: 18 jun. 2020.

BAIXO consumo de água aumenta risco de obesidade. **Veja**, 13 jul. 2016. Disponível em: https://veja.abril.com.br/saude/baixo-consumo-de-agua-aumenta-risco-de-obesidade/. Acesso em: 9 jun. 2020.

BITTENCOURT, G. Comer consciente – mindful eating o que é?. **Nutrição Virtual**, 20 jan. 2020. Disponível em: https://www.nutricaovirtual.com.br/mindful-eating-o-que-e/. Acesso em: 16 jun. 2020.

BRANDÃO, R. Doença psicossomática: o que é, quais os tipos, sintomas e tratamento? **Zenklub**, 12 jul. 2020. Disponível em: https://zenklub.com.br/doencas-psicossomaticas/. Acesso em: 12 jun. 2020.

BRASIL. Ministério da Educação. Obesidade infantil é tema do programa Salto para o Futuro. Disponível em: http://portal.mec.gov.br/component/tags/tag/47421. Acesso em: 3 jun. 2020.

BRASIL. Ministério da Saúde. **Alimentação saudável**. Disponível em: https://bvsms.saude.gov.br/bvs/publicacoes/alimentacao_saudavel.pdf. Acesso em: 15 jun. 2020.

BRASIL. Ministério da Saúde. **Guia Alimentar para a População Brasileira**. 2. ed. Brasília, DF: Ministério da Saúde; 2014. Disponível em: https://bvsms.saude.gov.br/bvs/publicacoes/guia_alimentar_populacao_brasileira_2ed.pdf. Acesso em: 12 jun. 2020.

CENTRO DE MINDFULNESS E CLÍNICA DE REDUÇÃO DE ESTRESSE. Mindfulness na alimentação. Disponível em: https://www.brasilmindfulness.com/mindful-eating. Acesso em: 16 jun. 2020.

CONHEÇA as Gorduras Boas e Ruins para a Saúde. **OPAS**, 16 jul. 2018. Disponível em: https://opas.org.br/conheca-as-gorduras-boas-e-ruins-para-a-saude/. Acesso em: 15 jun. 2020

CONHEÇA todas as vitaminas e os benefícios que cada uma oferece. **Zero Hora**, 18 ago. 2010. Disponível em: https://gauchazh.clicrbs.com.br/comportamento/

noticia/2010/08/conheca-todas-as-vitaminas-e-os-beneficios-que-cada-uma-oferece-3009678.html. Acesso em: 15 jun. 2020.

FRAZÃO, D. Biografia de Hipócrates. eBiografia. Disponível em: https://www.ebiografia.com/hipocrates/. Acesso em: 2 jun. 2020.

GALDINO, R. A dieta da amiga pode comprometer a sua saúde. **Hoje em Dia**, 19 dez. 2019. Disponível em: https://www.hojeemdia.com.br/horizontes/a-dieta-da-amiga-pode-comprometer-a-sua-sa%C3%BAde-1.763059. Acesso em: 12 jun. 2020.

GONÇALVES, P. N. de J. **Exercício físico e sistema imunológico**. 43 f. Dissertação (Mestrado em Ciências Farmacêuticas) – Universidade Fernando Pessoa, Porto, 2014.

GRAINGER, C. 50 alimentos bons para o intestino e para sua dieta. **MSN / Estilo de Vida**, 4 mar. 2020. Disponível em: https://www.msn.com/pt-br/saude/nutricao/50-alimentos-bons-para-o-intestino-e-para-sua-dieta/ss-BBZQLLQ#image=47. Acesso em: 18 jun. 2020.

HISTÓRIA da Obesidade. **Nutrição Online**, 26 maio 2016. Disponível em: http://blog.clinicadenutricao.com.br/historia-da-obesidade/. Acesso em: 2 jun. 2020.

LIMA, A. C. R. de, OLIVEIRA, A. B. Fatores psicológicos da obesidade e alguns apontamentos sobre a terapia cognitivo-comportamental. **Portal Metodista de Periódicos Científicos e Acadêmicos**, v. 24, n. 1, 2016. Disponível em: https://www.metodista.br/revistas/revistas-metodista/index.php/MUD/article/view/6465. Acesso em: 12 jun. 2020.

MACEDO, C. de S. G. et al. Benefícios do exercício físico para a qualidade de vida. **Revista Brasileira de Atividade Física: Saúde**, v. 8, n. 2, p. 19-27, 2003.

MASTER HEALTH. Conheça os macronutrientes e micronutrientes. Disponível em: http://dietaseemagrecimento.com.br/nutricao/conheca-os-macronutrientes-e-micronutrientes/. Acesso em: 12 jun. 2020.

MENEZES, G. Mindful eating: o comer consciente. **Spartancast**, 1 dez. 2018. Disponível em: https://blog.spartancast.com.br/mindful-eating-o-comer-consciente/. Acesso em: 16 jun. 2020.

MINDFUL eating: comer consciente. **Coração & Vida**, 23 jun. 2017. Disponível em: https://coracaoevida.com.br/mindful-eating-comer-consciente/. Acesso em: 16 jun. 2020.

MUNDO EDUCAÇÃO. Carboidratos. Disponível em: https://mundoeducacao.uol.com.br/biologia/carboidratos.htm. Acesso em: 15 jun. 2020.

PARA combater obesidade, refrigerantes e sucos industrializados podem ter mais impostos. **Hypeness**. Disponível em: https://www.hypeness.com.br/2016/10/para-combater-obesidade-refrigerantes-e-sucos-industrializados-podem-ter-mais-impostos/. Acesso em: 8 jun. 2020.

PASQUALI, A. O que o corpo humano precisa para ser saudável?. **Paversul**, 7 ago. 2019. Disponível em: https://www.paversul.com.br/o-que-o-corpo-humano-precisa/. Acesso em: 15 jun. 2020.

PINHEIRO, A. R. de O., FREITAS, S. F. T. de F., CORSO, A. C. T. Uma abordagem epidemiológica da obesidade. **Revista de Nutrição**, Campinas, v. 17, n. 2, out./dez. 2004. Disponível em: https://www.scielo.br/scielo.php?script=sci_arttext&pid=S1415-52732004000400012. Acesso em: 3 jun. 2020.

PINHEIRO, M. 6 consequências do refrigerante para a saúde. **Tua Saúde**, jul. 2020. Disponível em: https://www.tuasaude.com/refrigerante-faz-mal/. Acesso em: 9 jun. 2020.

PORTAL SÃO FRANCISCO. Monossacarídeos. Disponível em: https://www.portalsaofrancisco.com.br/biologia/monossacarideos. Acesso em: 15 jun. 2020.

RACHID, I. O exemplo vem de casa. **Longevidade Saudável**, 5 dez. 2018. Disponível em: https://longevidadesaudavel.com.br/o-exemplo-vem-de-casa/. Acesso em: 2 jun. 2020.

RUDMAN, D. et al. Effects of human growth hormone in men over 60 year old. **New England Journal of Medicine**, v. 323, n. 1, jul. 1990.

SCHWAB, R. J. Transtornos do sono relacionados ao ritmo circadiano. **MANUAL MSD Versão para Profissionais de Saúde**, dez. 2018. Disponível em: https://www.msdmanuals.com/pt-br/profissional/dist%C3%BArbios-neurol%C3%B3gicos/transtornos-de-sono-e-vig%C3%ADlia/transtornos-do-sono-relacionados-ao-ritmo-circadiano. Acesso em: 18 jun. 2020.

SEIBT, T. As razões da explosão de obesidade no Brasil. **BBC**, 18 abr. 2017. Disponível em: https://www.bbc.com/portuguese/brasil-39625621. Acesso em: 2 jun. 2020.

SICHIERI, R. et al. Recomendações de Alimentação e Nutrição Saudável para a População Brasileira. **Arquivos Brasileiros de Endocrinologia & Metabologia**, v. 44, n. 3, jun. 2020. Disponível em: https://www.scielo.br/scielo.php?script=sci_arttext&pid=S0004-27302000000300007&lng=pt. Acesso em: 12 jun. 2020.

SÓ BIOLOGIA. Vitaminas. Disponível em: https://www.sobiologia.com.br/conteudos/FisiologiaAnimal/digestao5.php. Acesso em: 15 jun. 2020.

SOARES, L. D.; PETROSKI, L. D. Prevalência, fatores etiológicos e tratamento da obesidade infantil. **Revista Brasileira de Cineantropometria & Desempenho Humano**, v. 5, n. 1, 2003.

STULL, V. J. et al. Impact of Edible Cricket Consumption on Gut Microbiota in Healthy Adults, a Double-blind, Randomized Crossover Trial. **Scientific Reports**, 2018. Disponível em: https://www.nature.com/articles/s41598-018-29032-2. Acesso em: 18 jun. 2020.

UNIVERSIDADE FERNANDO PESSOA. Cirurgia Bariátrica – Enquadramento Teórico. Disponível em: https://bdigital.ufp.pt/bitstream/10284/830/1/Mono.pdf. Acesso em: 2 jun. 2020.

VAC, E. P. Consumo de refrigerante X Epidemia de obesidade. **Nossa Gente**, 20 jan. 2013. Disponível em: https://www.nossagente.net/consumo-de-refrigerante-x-epidemia-de-obesidade/. Acesso em: 8 jun. 2020.

VIDALE, G. Modismo alimentar: saiba por que os brasileiros aderem à prática. **Veja**, 17 dez. 2017. Disponível em: https://veja.abril.com.br/saude/modismo-alimentar-saiba-por-que-os-brasileiros-aderem-a-pratica/. Acesso em: 13 jun. 2020.

ZIEGLER, M. F. Brasileiros consomem três vezes mais açúcar do que a média mundial. **iG São Paulo**, 14 out. 2013. Disponível em: https://saude.ig.com.br/minhasaude/2013-10-14/brasileiros-consomem-tres-vezes-mais-acucar-do-que-a-media-mundial.html. Acesso em: 8 jun. 2020.

INFORMAÇÕES SOBRE NOSSAS PUBLICAÇÕES
E ÚLTIMOS LANÇAMENTOS

editorapandorga.com.br
/editorapandorga
pandorgaeditora
editorapandorga

vitaleditora.com.br
/selovital
vitaleditora